AF319820

L'ŒUVRE MÉDICO-CHIRURGICAL

Dr CRITZMAN, Directeur

Suite

DE

Monographies Cliniques

SUR

les Questions Nouvelles

en Médecine
en Chirurgie, en Biologie

N° 12

(publié le 10 novembre 1898)

LE MYXŒDÈME

PAR

Le DR G. THIBIERGE

Médecin de l'hôpital de la Pitié.

Chaque monographie séparément 1 fr. 25

PRIX DE L'ABONNEMENT A 10 MONOGRAPHIES : 10 FRANCS — ÉTRANGER : 12 FRANCS

PARIS

MASSON ET Cie, ÉDITEURS

LIBRAIRES DE L'ACADÉMIE DE MÉDECINE

120, BOULEVARD SAINT-GERMAIN

1898

CONDITIONS DE LA PUBLICATION

La science médicale réalise journellement des progrès incessants ; les questions et découvertes vieillissent pour ainsi dire au moment même de leur éclosion. Les traités de médecine et de chirurgie, quelle qu'en soit l'étendue, quelque rapides que soient leurs différentes éditions, auront toujours grand'peine à se tenir au courant.

C'est pour obvier à ce grand inconvénient, auquel les journaux, malgré la diversité de leurs matières, ne sauraient remédier, que nous avons fondé, avec le concours des savants et des praticiens les plus distingués, un recueil de monographies dont le titre général, *l'Œuvre médico-chirurgical*, nous paraît bien indiquer le but et la portée.

La *Médecine* proprement dite, la *Thérapeutique*, la *Chirurgie* et *toutes les spécialités médicales* seront représentées dans notre collection. Les Sciences naturelles n'y seront pas non plus négligées. La *Zoologie* avec les questions de l'hérédité, la *Microbiologie* avec la sérothérapie et les problèmes de l'immunité, la *Chimie biologique* et les toxines trouveront une large place dans cette publication.

Les **Monographies** *n'ont pas de périodicité régulière.*

Nous publions, aussi souvent qu'il est nécessaire, des fascicules de 30 à 40 pages, dont chacun résume une question à l'ordre du jour, et cela de telle sorte qu'aucune ne puisse être omise au moment opportun.

Les Éditeurs acceptent des souscriptions payables par avance, pour une série de 10 monographies, au prix de **10** francs pour la France, et **12** francs pour l'étranger.

Chaque Monographie est vendue séparément 1 fr. 25.

Monographies publiées

N° **1. De l'Appendicite,** par le Dr Félix Legueu, chirurgien des hôpitaux de Paris.

N° **2. Le Traitement du mal de Pott,** par le Dr A. Chipault, de Paris.

N° **3. Le Lavage du sang,** par le Dr F. Lejars, professeur agrégé, chirurgien des hôpitaux de Paris, membre de la Société de chirurgie.

N° **4. L'Hérédité normale et pathologique,** par Ch. Debierre, professeur d'anatomie à l'Université de Lille.

N° **5. L'Alcoolisme,** par A. Jaquet, privatdocent à l'Université de Bâle.

N° **6. Physiologie et pathologie de la Sécrétion gastrique,** *suivie de la technique complète du cathétérisme de l'estomac et de l'examen méthodique du liquide gastrique,* par le Dr A. Verhaegen, assistant à la Clinique médicale de Louvain.

N° **7. L'Eczéma** (*Maladie parasitaire*), par le Dr Leredde, chef de Laboratoire, assistant de consultation à l'hôpital Saint-Louis.

N° **8. La Fièvre jaune,** par le Dr J. Sanarelli, directeur de l'Institut d'hygiène expérimentale à Montévidéo.

N° **9. Tuberculose rénale,** par le Dr Tuffier, professeur agrégé à la Faculté de médecine de Paris, chirurgien de la Pitié.

N° **10. L'opothérapie** (*Traitement de certaines maladies par extraits d'organes animaux*), par MM. A. Gilbert, professeur agrégé à la Faculté de Paris, chef du Laboratoire de thérapeutique de la Faculté, et P. Carnot, docteur ès sciences, ancien interne des hôpitaux de Paris.

N° **11. Les Paralysies générales progressives,** par le Dr M. Klippel, médecin des hôpitaux de Paris.

N° **12. Le Myxœdème,** par le Dr G. Thibierge, médecin de la Pitié.

Adresser toutes les communications relatives à la rédaction à **M. le Dr Critzman,** *avenue Kléber, n° 45.*

LE MYXŒDÈME

PAR

Le Dʳ GEORGES THIBIERGE

MÉDECIN DE L'HOPITAL DE LA PITIÉ.

Singulière fortune que celle du corps thyroïde ! Pendant des siècles il est resté ignoré physiologiquement. Ses fonctions étaient si peu soupçonnées qu'on le considérait presque comme un organe inutile, ne traduisant son existence que par son hypertrophie chez les goitreux et augmentant de volume aux différentes phases de la vie génitale. Un instant on crut avoir trouvé son rôle dans l'économie en le comparant à une éponge sanguine, qui, une fois distendue, pouvait, en comprimant les carotides, modérer l'afflux du sang au cerveau : ce rôle purement hydraulique et mécanique, bien qu'incontestable, est aujourd'hui bien oublié.

La physiologie du corps thyroïde ne s'est vraiment éclairée que lorsque sa pathologie a été connue, et celle-ci aussi n'a été révélée que par voie détournée. Un chapitre rattaché, faute d'attribution rationnelle, aux affections médicales du système nerveux en contenait la majeure partie : il a fallu que la chirurgie créât par la thyroïdectomie un état pathologique singulier pour qu'on songeât que le myxœdème, développé spontanément, avait pour origine le corps thyroïde.

En même temps qu'une pathologie bien établie, cet organe conquit une place exceptionnelle parmi les appareils glandulaires : pour combattre les symptômes du myxœdème et les accidents consécutifs à la thyroïdectomie, on s'avisa de faire des greffes de corps thyroïde, d'en injecter le suc, de le faire ingérer en nature ou sous forme d'extrait. Ainsi fut créée une nouvelle thérapeutique, prélude d'une méthode plus générale, l'organothérapie. Bientôt on s'aperçut que la thyroïdothérapie avait un large champ d'action, que le myxœdème n'était pas seul à en être justiciable : avec un enthousiasme quelque peu irréfléchi, on l'appliqua aux affections les plus disparates ; si, de ces tentatives, beaucoup ont échoué, il n'en reste pas moins que le corps thyroïde exerce sur la nutrition générale et sur celle de certains organes une influence capitale. Par les modifications qu'il fait subir au sang, il retentit sur l'économie entière : cet organe, qui normalement pèse 25 grammes à peine, et qui pendant longtemps ne semblait même pas remplir le rôle d'une « utilité »; s'élève aujourd'hui à la dignité de premier rôle dans le grand drame des transformations et des évolutions de la matière vivante.

L'affection qui a provoqué de si profonds changements dans les connaissances relatives au corps thyroïde a eu des débuts modestes.

Sir William Gull en fit pour la première fois mention en 1873, et dans une communication à la Société clinique de Londres la désignait sous le nom d'état crétinoïde survenant chez des femmes à l'âge adulte.

En 1877, Ord, à la Société royale médicale et chirurgicale de Londres, décrivit la même affection sous le nom de myxœdème, dénomination qui fit fortune : elle avait tout à la fois l'avantage d'être courte, d'évoquer une comparaison avec l'œdème et d'expliquer l'état du tégument par la présence d'une infiltration spéciale de substance muqueuse.

Charcot avait depuis longtemps reconnu l'existence d'un état pathologique singulier, dont il avait observé des exemples en divers pays; frappé par l'aspect extérieur de ces malades, il lui avait donné le nom de cachexie pachydermique; c'est sous ce nom qu'il publia en 1881 les premières observations françaises de myxœdème.

Dès lors l'affection était bien connue dans ses grandes lignes cliniques.

Autour de ces premiers travaux vinrent se grouper un nombre respectable d'observations reproduisant le type clinique Gull-Ord-Charcot; d'autres, presque simultanément, montraient l'existence d'un autre type : la forme d'idiotie décrite par Fletcher Beach et Ireland sous le nom d'idiotie crétinoïde était rattachée par Bourneville au myxœdème dont elle reproduit, amplifiés et déformés par leur exagération même, les traits extérieurs. Il y avait donc au moins deux types cliniques de myxœdème : le myxœdème congénital ou idiotie myxœdémateuse et le myxœdème acquis, la cachexie pachydermique de Charcot.

Le cadre de la maladie s'élargissait; mais on en était toujours à la phase nosographique; on ignorait totalement ses causes, son substratum; on eût été bien embarrassé de dire si l'atrophie ou l'absence du corps thyroïde, déjà relevées dans quelques autopsies complètes, avaient une importance quelconque.

Ce fut une véritable révélation qu'apporta J.-L. Reverdin lorsqu'il communiqua à la Société médicale de Genève, en 1882, la relation des accidents observés à la suite de l'extirpation totale du corps thyroïde chez des goitreux, accidents consistant en faiblesse des membres, accablement, tristesse, pâleur anémique, œdème des mains et de la face sans albuminurie, et surtout lorsque, en 1883, il compara ces accidents au myxœdème et leur donna le nom de myxœdème par extirpation de la thyroïde ou de myxœdème opératoire.

Dès lors, l'histoire du myxœdème, déjà pourvu d'un volumineux casier clinique, se complétait d'une notion étiologique précise : on rechercha chez les myxœdémateux l'état du corps thyroïde; on constata qu'il était invariablement absent ou tellement atrophié qu'on ne pouvait le percevoir à l'examen clinique. Les exceptions à cette règle, fort heureusement d'ailleurs, ne vinrent que plus tard, alors qu'elles ne pouvaient compromettre la doctrine et arrêter l'essor des recherches physiologiques suscitées par ces faits si nouveaux et si inattendus [1].

Les relations du crétinisme et du goitre ne pouvaient manquer, une fois donnée la démonstration de l'origine thyroïdienne du myxœdème, de faire soupçonner quelque parenté entre celui-ci et le crétinisme : cette question, encore débattue, nous paraît devoir être résolue d'une façon positive.

Les différents états pathologiques, successivement classés dans le myxœdème, ne peuvent être l'objet d'une description unique. Leur étude gagne à être scindée en quatre chapitres :

Myxœdème spontané des adultes.

Myxœdème infantile, ou idiotie myxœdémateuse.

Myxœdème opératoire.

Myxœdème endémique, ou crétinisme [2].

I

MYXŒDÈME SPONTANÉ DES ADULTES

A tous égards, cette forme doit être décrite en premier lieu : c'est elle qui a été la première isolée comme affection spéciale; c'est elle aussi qui offre les caractères les plus nets, suffisamment tranchés pour être reconnus, non déformés cependant par un élément surajouté tel que la croissance.

Elle offre cependant des degrés : le type décrit par Gull, Ord, Charcot doit nous servir d'entrée en matière; les types moins accusés, frustes à certains égards, viendront après.

Description clinique. — Un sujet adulte, le plus souvent une femme — toutes les statistiques confirment sur ce point les premières descriptions de Gull et de Ord, — plus exactement encore une femme ayant dépassé la quarantaine, voilà le personnage. Il vient rarement consulter le médecin spontanément; il n'éprouve, en effet, aucune douleur, et d'autre part il est plongé dans un état d'apathie qui lui enlève toute spontanéité.

C'est donc amené par un parent, lequel s'est inquiété d'une transformation dans son état psychique, ou encore incité par quelque maladie inter-

1. Sans avoir l'intention de donner un historique de la question du myxœdème, je dois une mention particulière au rapport très important qu'a publié en 1888 la commission de la Société clinique de Londres chargée d'une enquête sur le myxœdème, rapport très documenté, qui a servi de base à toutes les descriptions récentes de cette affection.

2. Cette division est également celle adoptée par A. Combe, dans une importante étude sur le myxœdème, publiée dans la *Revue médicale de la Suisse romande* (1897) pendant que je rédigeais la présente monographie.

currente douloureuse qui le fait sortir de son habituelle torpeur, que le myxœdémateux se présente au médecin.

Une rapide inspection dénote un aspect particulier du visage, une lenteur dans les mouvements des membres, dont les extrémités sont déformées; la moindre question permet de constater que cette lenteur se reproduit dans les actes de l'idéation. Ces traits suffisent à reconnaître l'existence du myxœdème. Voyons en détail ce qu'ils sont, quels signes s'y ajoutent pour confirmer le diagnostic.

Le facies d'abord : Gull l'a caractérisé en le comparant à une pleine lune. La face est large, arrondie; son diamètre transversal accru, les joues élargies; le nez est épaté et élargi; le front est plissé. Tous ces caractères dénotent la bouffissure, l'infiltration du tégument. Les paupières, également bouffies et tuméfiées, sont rapprochées l'une de l'autre : leur ouverture est rétrécie; le sujet fait « les yeux en coulisse ».

Cette infiltration du visage rappelle celle de l'œdème; elle en diffère par sa coloration. Les téguments ne sont pas blancs comme chez les brightiques, mais d'un blanc jaunâtre presque cireux. Sur cette teinte générale contrastent les lèvres par leur légère teinte cyanotique, que l'on voit également à l'extrémité du nez, et surtout les joues : ces dernières sont comme plaquées à leur partie centrale, celle où se localise si fréquemment la couperose, par une tache rosée ou rouge, formée de vaisseaux dilatés, rappelant la plaque vermillon des poupées de porcelaine.

Sauf des changements, bien légers à la vérité, dans la coloration de cette plaque sous l'influence des émotions, le visage des myxœdémateux est d'une impassibilité frappante et grotesque : leurs traits sont comme figés; à peine leurs lèvres se déplacent-elles pour émettre des sons; alors même qu'ils se mettent en colère, ce qui leur arrive quelquefois; leur facies est toujours immobile, comme un masque.

Infiltration, immobilité, ce sont encore les caractéristiques des membres des myxœdémateux.

Leurs mains sont élargies, ont l'aspect d'une bêche suivant la comparaison de W. Gull; leurs doigts sont arrondis, augmentés de volume, ressemblant à des boudins terminés par un ongle rabougri, cassant, strié, parfois épaissi, souvent aplati, aminci et soulevé à son extrémité libre; la peau des mains est jaunâtre, souvent violacée, livide et algide; il y a une véritable asphyxie des extrémités, de même qu'au nez, dénotant l'insuffisance de la circulation périphérique et cadrant bien avec l'immobilité des doigts. Figés comme les traits de la face, ne se pliant qu'avec peine, ils ne permettent aucun des mouvements qui exigent quelque précision : ce serait d'ailleurs demander aux mains du myxœdémateux plus que son cerveau ne saurait commander.

Les pieds sont, en tous points, comparables aux mains : déformés, n'ayant plus, par suite de leur élargissement, leurs proportions normales, terminés par des orteils gonflés, terminant eux-mêmes des jambes trop grosses, ils rappellent les membres des grands pachydermes, suivant la comparaison de Charcot.

Les segments supérieurs des membres sont également tuméfiés, immobiles; eux aussi sont boudinés.

Sur le tronc, l'infiltration donne lieu à des déformations plus accusées : les creux sus-claviculaires sont occupés par des saillies arrondies, mollasses, semblables au pseudo-lipome des arthritiques; l'abdomen pend en besace, ébauche du tablier des Hottentotes; on dirait que la région ombilicale est occupée par une hernie.

Que ces tuméfactions soient dues à une infiltration du tégument, cela n'est pas douteux. D'ailleurs, si on cherche à plisser le tégument, en une région quelconque, on constate que son pli a augmenté d'épaisseur dans une proportion considérable. Par la pression cependant on ne parvient pas à produire un godet comme dans l'œdème des cardiaques ou des brightiques : la consistance est ferme et résistante.

Aux extrémités des membres, on pourrait croire que le tégument n'est pas seul en cause et que les os prennent part à leur déformation si considérable. L'examen radiographique montre que ces derniers sont normaux.

La peau n'est pas seulement infiltrée; ses annexes sont toutes modifiées par le myxœdème.

Les poils deviennent plus rares, cassants et fragiles; chez l'homme, la barbe tombe presque entièrement, les cheveux sont clairsemés, les poils du pubis et des aisselles peuvent tomber en totalité.

Les sécrétions sudorale et sébacée sont presque supprimées. Leichtenstern a constaté une diminution de la perspiration insensible allant jusqu'à 60 p. 100. Ces troubles sécrétoires entraînent la sécheresse du tégument et modifient son aspect : sur les membres et surtout sur le tronc, il se recouvre de squames sèches, pityriasiques, ou même plus épaisses, d'apparence ichthyosique.

Les muqueuses sont, comme la peau, envahies par le myxœdème, infiltrées et tuméfiées. Le gonflement est facile à constater sur la muqueuse buccale, qui est pâle; il s'étend sur le palais et le pharynx. Les gencives sont boursouflées, les dents ébranlées tombent facilement. La langue augmente de volume; en quelques cas, elle fait issue hors de la bouche; sans en arriver à ce degré, elle peut être assez tuméfiée pour altérer la voix, qui devient peu distincte, comme si le malade avait de la bouillie dans la bouche.

La parole présente d'ailleurs d'autres altérations qui frappent dès le début de l'interrogatoire d'un myxœdémateux.

La voix a un timbre rauque, et est coupée de temps à autre par des sons nasaux d'un singulier effet : ces modifications traduisent la tuméfaction de la muqueuse laryngée.

En outre, la parole est lente, monotone; les mots se suivent péniblement sans le moindre rhythme, rappelant quelque peu la parole de la paralysie labio-glosso-laryngée, mais en différant en ce sens qu'aucune voyelle n'est perdue. Cette lenteur, qui rend laborieux l'interrogatoire des myxœdémateux, traduit la paresse de leur système nerveux; parfois assez prononcée pour faire croire que les malades ne parviendront pas à trouver les mots, pour éveiller l'idée de l'aphasie, la lenteur de la parole est la sommation de plusieurs facteurs : lenteur de la pensée, lenteur des mouvements qui servent à l'exprimer. C'est, une fois de plus, l'apathie qui se lit sur le visage des malades et que traduisent tous leurs actes.

Cette lenteur est la conséquence de l'affaiblissement de toutes leurs fonctions intellectuelles.

Il est peu de myxœdémateux dont l'intelligence soit complètement abolie : il leur en reste toujours quelques traces, mais combien frustes !

La mémoire est affaiblie, les événements les plus récents comme les plus anciens leur sont également étrangers; quelques-uns arrivent à grand peine à se souvenir qu'ils ont une famille, à se rappeler leur nom et leur lieu de naissance; d'autres ont une gamme de souvenirs plus ou moins étendue. Ce qui domine leur mémoire, c'est la lenteur du ressouvenir, plus encore que son impossibilité.

Le jugement est lent, comme la mémoire; lente la perception des sensations, lente leur mise en œuvre, lents sont les mouvements dont elles sont l'origine et la cause.

Et cependant la conscience n'est pas éteinte. Placé dans une salle d'hôpital, où l'aspect de son visage et la bizarrerie de ses mouvements compassés fait de lui la risée de ses voisins, le myxœdémateux se rend compte de tout ce qui se passe autour de lui : il en conçoit de la colère plutôt que du chagrin, son caractère s'aigrit, il devient insupportable : parfois, aux sentiments éveillés par les railleries de son entourage s'ajoutent des illusions et des hallucinations, il devient un véritable persécuté, et un persécuté parfois dangereux.

Les divers modes de sensibilité peuvent être altérés. Les sens spéciaux sont rarement atteints, et, s'ils le sont, c'est toujours à un faible degré.

La sensibilité générale est diminuée, exceptionnellement abolie, et encore faut-il tenir compte, en appréciant les résultats de son exploration, de la lenteur avec laquelle les malades expriment leurs sensatious.

Les malades accusent des troubles variés de la sensibilité : sensation permanente de froid, sensation d'eau froide coulant sous la peau, démangeaisons persistantes et rebelles (Grainger Stewart). Quelques-uns se plaignent d'une céphalalgie occipitale d'intensité variable; d'autres éprouvent des douleurs rhumatismales dans les membres, des vertiges, des bourdonnements d'oreilles, etc.

La motilité est évidemment altérée chez les myxœdémateux : les mouvements sont ralentis et incertains; la force musculaire n'est cependant pas abolie, loin de là; mais la difficulté est de la mettre en jeu.

Ce malade, que son état de placidité fait ressembler à un paralytique, pourra, si on vient à l'exciter, développer une force musculaire absolument normale : c'est un faux paralytique, à peine un parétique; c'est simplement un apathique.

La contractilité électrique est d'ailleurs normale (Erb). Les réflexes sont diminués, mais non abolis (Erb).

Parfois l'apathie est poussée à un tel degré que les malades sont constamment somnolents [1].

La circulation est insuffisante chez les myxœdémateux : la cyanose et l'algidité de leurs extrémités en sont la preuve, la petitesse et la dépressibilité de leur pouls la traduisent également.

La sensation permanente de froid qu'ils accusent dénote tout à la fois l'insuffisance de leur circulation et l'infériorité de leur nutrition. Leur température centrale (34°,5 à 36°) en donne la preuve et la mesure.

L'excrétion d'urée, qui n'est que de 15 gr., 10 gr. et moins encore, témoigne dans le même sens. Elle prouve que le myxœdémateux est, physiologiquement, un organisme à sang-froid, brûlant peu ses tissus : c'est un hibernant, du type de la marmotte.

L'urine ne renferme pas d'albumine, sauf parfois à une période avancée de la cachexie. Sa toxicité a été trouvée diminuée par Hertoghe et P. Masoin [2].

Les modifications du sang ont été moins étudiées dans le myxœdème acquis des adultes que dans le myxœdème congénital : on sait seulement que le sang est fluide, le nombre des globules rouges diminué, le taux de l'hémoglobine abaissé (6,5 p. 100 en moyenne dans trois cas étudiés par Masoin [3]).

La digestion est presque toujours troublée : l'appétit est faible, le malade déteste la viande, n'éprouve pas de soif ; la déglutition est souvent gênée par la tuméfaction des muqueuses des premières voies ; la constipation est habituelle.

Les fonctions génitales sont également modifiées : les règles sont presque toujours supprimées ; quelques femmes ont cependant des métrorrhagies.

Il me reste à mentionner l'état du corps thyroïde. L'exploration de cet organe, parfois difficile en raison de l'infiltration des téguments du cou, permet de constater presque invariablement qu'il est atrophié, le plus souvent qu'il a complètement disparu. A la vérité, dans quelques cas, la glande thyroïde est augmentée de volume ; mais il semble que cette augmentation de volume soit passagère et bientôt suivie de l'atrophie de l'organe.

Pour qualifier les troubles de la nutrition générale chez les myxœdémateux, le terme de cachexie n'a rien d'excessif : à voir pour la première fois un de ces malades, on le juge atteint d'une affection grave.

Et cependant cette affection s'est établie lentement ; elle peut, malgré les apparences, malgré l'insuffisance de la nutrition, se prolonger des années.

---

1. Cette somnolence a suggéré à Briquet qu'il y avait lieu de comparer la maladie du sommeil, — affection propre à la race nègre et se terminant par la mort — au myxœdème (*Presse médicale*, 7 septembre 1898). Mongour a rapporté à ce propos un cas de somnolence invincible chez un sujet obèse mais non myxœdémateux, qui a cédé au traitement thyroïdien (*Presse médicale*, 21 septembre 1898), et Régis a fait connaître un essai analogue mais infructueux tenté par Gaide chez un nègre atteint de maladie du sommeil (*Presse médicale*, 1er octobre 1898).

2. Note sur les recherches préliminaires sur la toxicité urinaire dans le myxœdème ; *Revue neurologique*, 1896.

3. Influence de l'extirpation du corps thyroïde sur la quantité d'oxyhémoglobine contenue dans le sang. *Acad. de méd. de Belgique*, 1895.

Débutant insidieusement, par une légère bouffissure des téguments, un état d'anémie et un affaiblissement intellectuel lentement progressifs, le myxœdème souvent est au début méconnu, considéré et traité comme une anémie grave mais banale ; parfois, avant qu'il soit définitivement constitué, une amélioration temporaire se produit, bientôt suivie d'une rechute. Dans des cas exceptionnels, il débute brusquement et se constitue dans l'espace de quelques semaines.

Une fois établi, il persiste des mois et des années : spontanément, il peut s'améliorer, sous des influences inconnues, pour reprendre bientôt toute son intensité. Soumis régulièrement à une thérapeutique appropriée, il peut s'amender à tel point que le malade reprenne toutes ses occupations et semble guéri ; mais cette guérison est précaire : dès que le traitement est suspendu, au bout de quatre à six semaines, on voit réapparaître tous les symptômes, les troubles intellectuels comme les phénomènes cachectiques, et bientôt la maladie a repris son intensité première. Les cas se comptent où la lésion thyroïdienne causale étant elle-même susceptible d'être influencée par la thérapeutique, le myxœdème a pu être guéri de façon définitive.

Le plus ordinairement la mort survient par le fait de complications pulmonaires ou rénales ; parfois elle est précédée de troubles cérébraux graves, agitation maniaque ou état comateux. Parfois, avant que surviennent les accidents terminaux, on voit certains phénomènes de la cachexie, notamment l'infiltration cutanée, diminuer ou disparaître, et peut-être, comme l'a fait observer Ord, cette disparition des symptômes caractéristiques a-t-elle fait méconnaître un certain nombre de cas de myxœdème.

Le myxœdème n'est pas toujours constitué par la série complète de ces manifestations apparentes. Il a ses *formes frustes*, dont l'étude est encore à faire, et qui peuvent être seulement soupçonnées.

Un état habituel d'apathie succédant à un caractère plutôt actif ou tout au moins normalement éveillé, le développement d'un embonpoint un peu exagéré sans qu'on puisse proprement parler d'infiltration du tégument, tels sont les symptômes qui peuvent faire présumer les formes frustes du myxœdème ; si, en outre, on remarque l'existence d'une plaque congestive au centre de la joue, si le sujet éprouve une sensation persistante de froid et si surtout on constate que le corps thyroïde est d'un volume inférieur à la normale, ce diagnostic acquiert une grande vraisemblance. L'effet favorable du traitement thyroïdien peut fournir un argument important en sa faveur.

Comme Chantemesse et R. Marie, j'ai observé plusieurs fois des faits analogues chez des femmes au moment de la ménopause ; la suppression des fonctions utéro-ovariennes aussi bien que leur établissement retentit sur le corps thyroïde : elle en précipite l'involution sénile.

D'autres fois, le myxœdème fruste peut se traduire uniquement par une tendance morbide à l'embonpoint, et certaines formes d'obésité tardive ne sont peut-être que des états de ce genre.

Anatomie pathologique. — Le tissu cellulaire sous-cutané des myxœ-

démateux est riche en graisse et est, en outre, infiltré d'une substance géla-
tineuse ou œdémateuse ; il renferme, comme leur peau, de la mucine en
assez grande quantité.

Histologiquement, il faut signaler seulement une infiltration cellulaire au
voisinage des glandes sébacées et sudoripares et des follicules pileux.
Aussi, d'après Virchow, la peau myxœdémateuse est-elle le siège, non d'un
processus régressif, mais d'un processus irritatif analogue à celui qui se
passe dans la phlegmatia alba dolens et dans l'éléphantiasis.

Beck [1], à l'examen histologique de la peau d'une femme de soixante-neuf
ans atteinte de myxœdème, a constaté, outre des lésions nécrotiques de
l'épiderme, l'augmentation du tissu collagène dans le derme, la présence
de collastine, la dégénérescence des fibres élastiques des papilles, une forte
hypertrophie des faisceaux de fibres musculaires lisses qui étaient presque
aussi développés que dans la peau du scrotum, enfin dans le tissu cellulaire
sous-cutané, qui était très développé, une grande quantité de cristaux d'origine graisseuse.

La mucine ne se localise pas dans le tissu cellulaire sous-cutané ; on en
constate également la présence dans les viscères.

L'état de ceux-ci, même du système nerveux, a été peu étudié jusqu'ici.

Cependant, dans les autopsies faites avec soin, on n'a pas trouvé d'altération du système nerveux pouvant expliquer les troubles intellectuels
constatés pendant la vie.

Le corps thyroïde est le seul organe dont les lésions soient à la fois suffisamment connues et d'importance réelle dans le myxœdème.

Dans toutes les autopsies où il a été examiné, il a été trouvé altéré. Toujours diminué de volume, — nous avons vu que pendant la vie il n'en était
pas toujours ainsi et que parfois il était plus volumineux à une période peu
avancée de la maladie ; — il a une coloration tantôt simplement pâle, tantôt
blanche ou blanc jaunâtre ; sa consistance, ferme, est celle du tissu fibreux ;
en aucun point on ne trouve trace de sa structure normale ; les lésions ne
sont cependant pas égales dans tous les points et prédominent ordinairement dans un des lobes de la glande.

Histologiquement, l'altération thyroïdienne des myxœdémateux consiste
en une sclérose qui semble débuter par une infiltration cellulaire des parois
des vésicules glandulaires, mais qui s'accompagne presque dès le début,
sinon dès le début, de prolifération de l'épithélium vésiculaire ; cette sclérose étouffe les éléments glandulaires ; son processus paraît très rapide.

Le thymus est, ainsi que l'a fait remarquer P. Marie [2], souvent volumineux chez les myxœdémateux : lorsque la cachexie pachydermique s'est
développée à l'âge adulte, on est forcé de rattacher le volume de cet
organe non à sa persistance, mais à sa réviviscence.

Étiologie. — Le myxœdème débute ordinairement entre trente-cinq et
cinquante ans.

1. Ueber die histologischen Veränderungen der Haut bei Myxödem. *Monatsh. f. prakt.
Dermat.*, 15 juin, 1898, p. 597.

2. Société médicale des hôpitaux, 17 février 1893

Sans être spécial au sexe féminin, comme l'avaient cru Gull et Ord, il est beaucoup plus fréquent chez la femme que chez l'homme.

On l'observe en tous pays; il semble cependant plus fréquent dans les pays tempérés et humides que dans les pays chauds : n'est-ce pas parce qu'il y a été moins étudié et qu'il y est moins connu?

L'hérédité ne semble pas jouer un rôle dans sa production : on ne saurait guère citer qu'une observation de Taylor et une observation de Ridel Saillard où elle puisse être invoquée, et encore si le diagnostic de ces deux malades était indubitable, celui de leurs ascendants était au moins discutable.

La prédominance du myxœdème dans le sexe féminin devait nécessairement conduire à incriminer les diverses phases de la vie génitale. Une fois la corrélation établie entre cette affection et le corps thyroïde, le rôle des fonctions génitales devait être remis en honneur : on sait en effet que la menstruation, le coït lui-même, et surtout la grossesse retentissent sur l'activité du corps thyroïde; on sait qu'il est fréquent de voir le goitre se développer à la suite de la grossesse et surtout de grossesses répétées. Or un organe hypertrophié est souvent un organe menacé, de par l'existence de lésions inflammatoires dans son parenchyme, de se rétracter et de s'atrophier.

De fait, le myxœdème se rencontre souvent chez des femmes qui ont subi des grossesses multiples; il survient parfois à la suite de métrorrhagies abondantes; il peut suivre à bref délai la ménopause.

Ces conditions cependant ne sont pas constantes; il serait exagéré de rapporter au fonctionnement utérin tous les cas de myxœdème. Bien souvent même dans les cas où la grossesse semble avoir provoqué les lésions thyroïdiennes qui l'engendrent, elle n'a agi que comme cause prédisposante, mettant l'organe en état de réceptivité, facilitant la fixation à son niveau d'agents infectieux pathogènes.

Le goitre exophthalmique a parfois précédé ou accompagné le myxœdème, et les relations de ces deux états pathologiques opposés n'ont rien de paradoxal : d'une part, on comprend que le corps thyroïde tuméfié, hypervascularisé, des basedowiens puisse, comme celui des goitreux vulgaires [1], fabriquer de son fait ou du fait d'une infection intercurrente à laquelle il est tout spécialemant préparé, du tissu conjonctif rétracté et aboutisse à l'atrophie de l'organe; d'autre part, on peut imaginer que la perturbation des fonctions complexes du corps thyroïde provoque à la fois des troubles d'ordres divers. Les faits de ce genre jusqu'ici connus sont rapportés dans la thèse de Félix (Paris, 1896).

Infection thyroïdienne sclérogène, voilà sans doute l'étiologie vraie du myxœdème, que l'infection survienne sur une glande de structure normale ou sur une glande déjà modifiée par un processus physiologique ou pathologique. L'enquête étiologique est, à ce sujet, particulièrement difficile : la sclérose atrophique est, par essence, d'évolution lente; pour peu qu'elle

---

1. Abbot Anderson, *Journal of laryngology*, février 1893.

succède à un processus inflammatoire peu actif, son origine est déjà lointaine lorsque le myxœdème vient en démasquer l'existence ; l'infection qui lui a donné naissance est depuis longtemps oubliée, d'autant mieux que, infection banale sans doute, elle a été peu remarquée et que sa détermination thyroïdienne n'a pas attiré l'attention.

Les maladies infectieuses précèdent parfois à court intervalle l'apparition du myxœdème ; la corrélation est alors plus nette.

C'est ainsi qu'on l'a vu succéder au rhumatisme articulaire aigu (Hadden), à un érysipèle de la tête comme dans un cas de Mendel [1].

En réalité, le chapitre des thyroïdites infectieuses est à peine ouvert. Cliniquement la thyroïdite suppurée est presque la seule forme reconnaissable ; elle ne représente qu'une infime partie des thyroïdites infectieuses : G.-H. Roger et Garnier [2] ont constaté dans presque toutes les maladies infectieuses chez l'homme et chez l'animal des altérations histologiques du corps thyroïde. Une enquête patiemment poursuivie dans ce sens donnera sans doute la clef de l'étiologie de la plupart des cas de myxœdème.

Dès aujourd'hui, l'influence de la syphilis est nettement établie : Kœhler a rapporté un cas de myxœdème développé chez un sujet syphilitique et guéri par l'emploi du traitement spécifique. Dans un cas de Pospelow, la disparition d'une gomme syphilitique du corps thyroïde a été suivie du développement d'accidents myxœdémateux qui ont nécessité l'emploi de la médication thyroïdienne. Dans un autre cas observé par Kœhler, la glande thyroïde avait été envahie par une tumeur actinomycosique du cou.

Les relations du myxœdème spontané de l'adulte et des lésions thyroïdiennes sont donc indubitables : le mécanisme réel qui les unit sera étudié plus tard, à propos de la pathogénie des myxœdèmes.

II

MYXŒDÈME INFANTILE

Nous venons de voir ce que produit la supression des fonctions thyroïdiennes survenant chez un sujet adulte.

Réalisée dans le cours de l'enfance, alors que l'organisme et les centres nerveux en particulier sont en voie de développement, elle compromet singulièrement l'évolution, et se traduit par un ensemble symptomatique plus complexe : immobilisée et comme figée, l'intelligence demeure ce qu'elle était lorsque le corps thyroïde a été atteint, elle peut même rétrograder. L'accroissement du squelette — et c'est là la caractéristique la plus importante du myxœdème infantile — est suspendu ou ralenti.

Le myxœdème infantile peut reconnaître des mécanismes multiples.

Tantôt il est la conséquence de l'absence congénitale du corps thyroïde,

1. Société de médecine berlinoise, 23 novembre 1892
2. Société de biologie, 1er octobre 1898.

de l'agénésie thyroïdienne; tantôt il a pour cause une lésion atrophique acquise du corps thyroïde, au même titre et sous l'influence des mêmes causes que le myxœdème de l'adulte. Il peut enfin, ainsi que nous le verrons plus loin, être la conséquence de l'ablation du corps thyroïde.

Il est impossible de séparer les unes des autres ces diverses variétés étiologiques du myxœdème infantile, tant leurs symptômes se confondent, régis qu'ils sont en réalité par un seul et même mécanisme, la suppression de l'action du corps thyroïde dans un organisme en voie d'évolution. Les différences symptomatiques légères qui séparent les différents cas ont sans doute pour cause la précocité plus ou moins grande de cette suppression. Le myxœdème infantile mérite, dans les cas typiques, le nom d'idiotie myxœdémateuse sous lequel M. Bourneville [1] l'a fait connaître, ou encore celui de crétinisme sporadique sous lequel il a été désigné fréquemment, surtout en Angleterre et en Amérique.

Vers l'âge de douze ou quinze mois, lorsqu'il est sous la dépendance de l'agénésie thyroïdienne, à une époque plus tardive s'il est la conséquence de l'atrophie ou de l'extirpation de la glande, le myxœdème infantile apparaît; une fois constitué, il persiste pendant toute l'existence, imprimant des traces profondes que le traitement rationnel peut seul atténuer, rarement effacer.

La plus frappante de ces traces porte sur le développement physique.

Même dans l'âge le plus avancé, le myxœdémateux reste de petite taille. Le Pacha de Bicêtre, qui a été pendant plusieurs années le plus remarquable spécimen connu d'idiotie myxœdémateuse, mesurait à dix-neuf ans 90 centimètres de hauteur; une fille de dix-neuf ans et demi, observée par Feulard, mesurait également 90 centimètres; le crétin des Batignolles, dont Ball a rapporté l'histoire, avait 1 m. 10 de hauteur à trente et un ans.

Avec ce corps petit, véritable corps d'enfant, contraste étrangement le volume de l'extrémité céphalique : la tête est volumineuse en arrière, rétrécie en avant et semble appartenir à un corps plus volumineux que celui qui la supporte. Le front est bas, étroit, déprimé latéralement. La physionomie, d'une laideur repoussante, exprime l'hébétude.

Les paupières sont bouffies, pâles, bleuâtres, cachent plus ou moins complètement le globe oculaire; leur bord libre est rouge, offre des traces de blépharite ciliaire. Le nez est camus; les joues sont gonflées, pendantes; la bouche large, toujours entr'ouverte, est bordée par des lèvres bleuâtres, dont l'inférieure, proéminente et souvent renversée, laisse en permanence écouler une salive visqueuse; la langue, volumineuse, fait saillie à travers l'orifice buccal, augmentant encore l'aspect hideux d'un pareil visage; les dents sont irrégulièrement implantées, souvent cariées; la seconde dentition est incomplète ou très tardive. Le menton est petit, parfois comme écrasé. Les oreilles sont épaissies.

Tout le visage est d'une pâleur cireuse et blafarde, parfois parsemé de taches de lentigo. Il ne présente même pas la plaque rouge des joues qu'on

1. *Archives de neurologie*, 1886, t. XII, p. 137 et 292; 1888, t. XVI, p. 431; 1889, t. XVII, p. 85 et 479; 1890, p. 217. Congrès de l'A. F. A. S., 1889; Société médicale des hôpitaux, 17 janvier 1896 et 22 janvier 1897.

observe chez les adultes myxœdémateux; nulle impression ne s'y traduit jamais : il suffit d'ailleurs d'un regard sur ce visage pour voir que rien ne pourrait la traduire.

Les cheveux sont gros, rudes, ressemblent à des crins, de couleur brune ou blond roux; ils sont ordinairement abondants, sauf en avant au dessus des tempes. Le cuir chevelu est fréquemment le siège d'une éruption eczémateuse : cette éruption, rebelle aux soins de propreté, leur cède cependant lorsqu'on les emploie avec persévérance.

La fontanelle antérieure reste ouverte, même chez des sujets ayant dépassé trente ans. Ce caractère n'est d'ailleurs qu'un fait particulier de la règle d'après laquelle l'ossification est incomplète chez les idiots myxœdémateux. Hertoghe[1] a pu s'en assurer par la radiographie des phalanges, et l'accroissement en hauteur que les myxœdémateux subissent sous l'influence du traitement thyroïdien en donne la preuve[2].

Le cou, gros et court, présente aux creux sus-claviculaires des masses pseudo-lipomateuses, mal délimitées, qu'on trouve également dans les aisselles et parfois dans d'autres régions.

Le rachis est presque toujours dévié, le dos voûté; les dernières côtes sont déjetées en dehors. Le ventre, par son volume et son élargissement, rappelle celui des batraciens. Presque constamment on trouve des hernies ombilicales ou inguinales.

Les membres, gros et courts, offrent habituellement des incurvations analogues à celles du rachitisme : les mains et les pieds sont cyanosés, épais et pachydermiques.

La peau est épaissie, infiltrée, d'un blanc cireux, sèche, rugueuse; par places elle est recouverte de squames, principalement sur les parties médianes du tronc où existe souvent de la séborrhée. La barbe fait défaut, ainsi que les poils des aisselles et du mont de Vénus.

Les organes génitaux sont presque toujours de volume très réduit; la puberté ne se montre jamais.

Les malades ont, comme dans le myxœdème acquis, une grande susceptibilité au froid, corollaire de l'abaissement de leur température centrale, laquelle n'atteint généralement pas 36°.

Le sang présente des modifications importantes étudiées par Kræpelin, Mendel, Mason et surtout par Vaquez[3] : le nombre des globules rouges est diminué, leur diamètre est augmenté; ils sont parfois nucléés; le taux de l'hémoglobine est abaissé et souvent réduit de moitié; la proportion des leucocytes est parfois augmentée. Le pouls est petit, fréquent.

La respiration est généralement difficile; le moindre mouvement que le malade consent à exécuter provoque l'essoufflement. La voix est rauque, aigre, stridente.

---

1. *Rapport* de Van den Corput. Académie de médecine de Belgique, 26 septembre 1896.
2. Gasne et Lande (*Académie des sciences*, 14 mars 1898) ont constaté par la radiographie que, sous l'influence du traitement thyroïdien, l'ossification fait des progrès en même temps que la taille augmente.
3. Société médicale des hôpitaux, 11 janvier 1895 et 22 janvier 1897.

L'appétit est modéré; il y a généralement de la répugnance pour la viande; la constipation est ordinaire.

L'état intellectuel de ces sujets est bien en rapport avec l'apparence hébétée de leur facies. Ils ont été à juste titre rangés dans la classe des idiots.

Contrairement aux idiots par lésion cérébrale, ils ne grimacent pas, n'ont pas de tics, ne poussent pas de cris, ne se livrent pas à l'onanisme; en général, ils sont d'un caractère doux; quelques-uns cependant sont sujets à des accès violents de colère.

Leur intelligence est des plus bornées : la plupart sont gâteux, quelques uns ne savent proférer que quelques grognements, les plus avancés répètent un petit nombre de mots; ils vivent dans l'immobilité la plus complète, ont une répugnance marquée pour toute espèce de mouvements. Ils sont cependant, au dire de M. Bourneville, susceptibles d'un certain degré d'éducation, leur mémoire pourrait se développer, assez facilement on les rendrait propres.

Malgré leur déchéance, ils peuvent atteindre un âge relativement avancé; plusieurs ont vécu jusqu'à quarante ans : ils succombent ordinairement à des congestions pulmonaires.

Le traitement thyroïdien améliore presque toujours notablement l'état de ces sujets; mais encore restent-ils des êtres très inférieurs.

Anatomie pathologique. — Les lésions qui, à l'autopsie des idiots myxœdémateux, attirent spécialement l'attention, sont d'une part les lésions cranio-cérébrales et d'autre part l'état du corps thyroïde. Outre la persistance déjà notée de la fontanelle antérieure, les os du crâne sont atrophiés, les circonvolutions cérébrales sont gélatiniformes et rappellent celles des nouveau-nés.

Le corps thyroïde n'est jamais normal. Ainsi que nous l'avons déjà dit, il peut faire complètement défaut; à l'examen le plus attentif, on n'en découvre aucune trace : il n'a jamais vraisemblablement existé; c'est là le myxœdème congénital, par agénésie thyroïdienne, malformation bizarre et inexpliquée. Parfois, il est remplacé par une mince lamelle de tissu conjonctif (Ord, Virchow) ou par du tissu adipeux sans vestige d'artère thyroïdienne (Stilling). D'autres fois, comme chez le crétin des Batignolles, il est atrophié : cette atrophie peut, comme l'atrophie thyroïdienne de l'adulte, reconnaître des causes variées.

Les lésions cutanées sont identiques à celles du myxœdème des adultes. Souvent cependant la mucine fait défaut et l'infiltration dermo-hypodermique est constituée par de la graisse.

Étiologie. — M. Bourneville attribue un rôle à l'alcoolisme et à la tuberculose pulmonaire des parents dans la production de l'idiotie myxœdémateuse des enfants. Peut-être doit-on parfois incriminer la syphilis héréditaire; tel un cas de Rie [1], où un enfant myxœdémateux fut mis au monde par une mère syphilitique qui avait fait successivement trois fausses couches.

1. Club médical viennois, 24 novembre 1894.

Formes frustes. — De même que le myxœdème acquis de l'adulte peut se présenter sous une forme fruste, de même le myxœdème infantile peut rester à l'état incomplet.

M. Bourneville rapporte le cas d'un myxœdémateux qui, au point de vue intellectuel, était un enfant arriéré et non un idiot.

Un malade de MM. Marfan et Guinon [1] offrant, quant aux formes extérieures, l'aspect classique de la cachexie pachydermique, ne présentait d'autres troubles intellectuels qu'un peu d'apathie et une faiblesse assez marquée de la mémoire : le myxœdème ne s'était d'ailleurs manifesté que vers l'âge de sept ans après une rougeole et un abcès maxillaire.

Brissaud [2] fait remarquer que, dans l'échelle intellectuelle, les myxœdémateux infantiles peuvent occuper des niveaux très différents : les uns sont des idiots véritables, les autres sont des imbéciles; d'autres sont des arriérés, dont le développement physique et intellectuel est resté à l'échelon où il se trouvait lorsque le myxœdème a porté son action sur eux.

Poussant plus loin, il pense que l'état décrit sous le nom d'infantilisme peut être une forme atténuée de myxœdème.

Dans un travail récent [3] et longuement documenté, le même auteur a rapporté un certain nombre de faits à l'appui de cette opinion, qu'il a développée et adoptée positivement, du moins pour un certain nombre de cas d'infantilisme.

Déjà dans une Revue publiée en 1891 par la *Gazette des hôpitaux*, nous nous demandions si certains sujets de taille généralement au-dessous de la moyenne, au teint pâle, à la lèvre inférieure un peu pendante, au visage glabre, d'intelligence généralement au-dessous de la moyenne, dont les fonctions génitales sont annihilées, n'étaient pas des myxœdémateux. Depuis lors nous avons eu l'occasion d'examiner plusieurs malades analogues et de constater que leur corps thyroïde, comme leurs organes génitaux, est de volume réduit. Faut-il admettre entre le développement du corps thyroïde et celui des testicules une relation analogue, mais de sens contraire, à celle qui unit les organes génitaux de la femme et le corps thyroïde? Nous ne saurions le dire exactement, mais nous n'en sommes pas moins convaincu que les sujets restés infantiles par leurs proportions générales et par le développement insuffisant de leur appareil sexuel sont souvent, les hérédosyphilitiques mis à part, des myxœdémateux à forme atténuée.

Un malade que nous avons présenté à la Société médicale des hôpitaux le 21 mars 1897, qui avait tout juste l'intelligence d'un demi-crétin, était un type de microrchide, avec verge rudimentaire, présentait le facies glabre, la peau privée d'élasticité des myxœdémateux guéris; son corps thyroïde était atrophié. Originaire de la vallée d'Aoste, il était sans doute un crétin myxœdémateux fruste. Un autre, d'origine parisienne, que nous

1. *Revue mensuelle des maladies de l'enfance*, novembre, 1893, p. 481.
2. *Leçons sur les maladies nerveuses*, Paris, 1895, p. 624.
3. De l'infantilisme myxœdémateux, *Nouvelle iconographie de la Salpêtrière*, juillet, 1897, p. 240.

avons observé depuis, et qui est âgé de trente-trois ans, a les organes génitaux rudimentaires ; il a la taille d'un garçon de treize ans, le facies
vieillot, les téguments jaunâtres, légèrement infiltrés et mollasses, le ventre
pendant : c'est, sans contestation possible, un myxœdémateux de type
atténué, à l'intelligence très faible, car il n'a jamais pu apprendre à lire [1].

Pour Hertoghe [2], l'infantilisme est toujours d'origine thyroïdienne ; alors
que le degré extrême de la dégénérescence thyroïdienne est l'infantilisme,
la dysthyroïdie, qui présente comme symptôme principal l'arrêt de la
croissance et pour symptôme accessoire l'absence de puberté, est l'origine
de l'obésité simple, du rachitisme, de l'infantilisme avec ou sans anangio-
plasie : cette extension du domaine pathologique du corps thyroïde paraît
excessive.

III

MYXŒDÈME OPÉRATOIRE

Deux ou trois mois après la thyroïdectomie [3], exceptionnellement dans
un temps plus court (Reverdin cite un cas où dix jours s'étaient à peine
écoulés), rarement au bout de huit à dix mois, l'opéré, qui jusque-là n'avait
ressenti aucun malaise, éprouve une sensation de lassitude, de faiblesse
et de pesanteur dans les membres, principalement dans les bras et les
épaules, dans le cou et l'abdomen ; bientôt s'y ajoute une sensation de
froid aux extrémités ; si ces phénomènes se produisent en hiver les mains
et les pieds sont enflés, bleuâtres, froids et couverts d'engelures.

Tous ces accidents s'accusent ; le visage prend une teinte pâle, et un
aspect de bouffissure.

Les mouvements sont lents et maladroits ; ils manquent de précision.
Le sujet ne les exécute qu'à regret : il est dans un état remarquable
d'apathie.

Bientôt apparaît en différentes régions un gonflement de la peau qui
aggrave encore la maladresse des mouvements ; ce gonflement se montre
parfois par poussées accompagnées quelquefois d'une dyspnée intense
durant quelques heures ; il ne tarde pas à devenir permanent. Au visage,
il est surtout accusé au début au niveau des paupières ; la paupière inférieure, principalement envahie, prend l'aspect d'une vessie demi-trans-
parente, mais translucide. Le reste de la face est bientôt atteint, les plis de
la peau s'effacent, les traits sont plus épais, le nez se tuméfie, les lèvres sont
gonflées, renversées en dehors et laissent écouler la salive. Les yeux sont
rapetissés, le masque facial est immobile.

1. Société médicale des hôpitaux, 28 octobre 1898.
2. Nouvelles recherches sur les arrêts de croissance de l'infantilisme, *Acad. de
médec. de Belgique,* 30 octobre 1897.
3. Je laisse ici de côté la forme convulsive ou tétanique aiguë des accidents consécutifs à la thyroïdectomie, qui ne rentre pas dans le myxœdème, quoiqu'elle soit,
comme lui, d'origine *strumiprive.*

Ce facies, que les chirurgiens suisses ont comparé à celui des crétins qu'ils ont fréquemment l'occasion d'observer, n'est autre que celui des myxœdémateux vulgaires. Arrivé à la période d'état, le myxœdème opératoire ne diffère en rien du myxœdème spontané : son début seul a un intérêt parce que, attendu et recherché, il se révèle par des signes encore peu accusés, signes que l'apparition inopinée du myxœdème spontané ne permet pas d'y constater.

L'analogie des symptômes avec ceux du myxœdème spontané se poursuit sur le tégument du reste du corps : la peau, épaissie, a perdu sa souplesse; elle est sèche, la sécrétion sudorale est supprimée, la sécrétion sébacée pervertie; il se forme des squames, plus ou moins larges; la couleur générale de la peau est d'un blanc jaunâtre et blafard ou mieux terreuse; les cheveux deviennent gris, secs, raides, tombent parfois complètement.

La muqueuse bucco-pharyngée présente les mêmes altérations que dans le myxœdème spontané.

Le pouls est petit, les battements du cœur faibles; le sang pauvre en hématies.

Des phénomènes nerveux complexes succèdent à la thyroïdectomie. Peu après l'opération peuvent apparaître des convulsions toniques, constituant le syndrome de la tétanie. Ces accidents ne rentrent pas dans la série des troubles myxœdémateux, bien qu'ils puissent précéder ceux-ci.

Les troubles nerveux appartenant au myxœdème opératoire sont semblables à ceux du myxœdème spontané.

Sauf un cas de délire des grandeurs observé par Reverdin, ils consistent en une diminution plus ou moins prononcée des fonctions intellectuelles, lesquelles sont ralenties. La parole est lente; les réponses, justes et sensées, contrairement à ce qui a lieu chez les crétins, sont émises lentement et après un temps de réflexion fort long, traduisant la difficulté de l'idéation et la lourdeur des conceptions, lesquelles restent cependant possibles.

La mémoire est diminuée, généralement dans des proportions peu étendues, mais de façon durable.

Les mouvements sont lents, pénibles, maladroits.

La sensibilité générale est diminuée, retardée; les sens peuvent être affaiblis à une période avancée de la maladie.

Dans des cas exceptionnels, on peut voir apparaître des vertiges, des étourdissements, des attaques hystériformes.

La description précédente se rapporte aux adultes opérés de thyroïdectomie. Chez l'enfant, les phénomènes sont autrement graves. Kocher en a fait expressément la remarque, et de nombreuses observations ont confirmé la justesse de ses vues.

Le syndrome du myxœdème opératoire chez l'enfant est celui du myxœdème spontané infantile : arrêt d'accroissement en longueur du corps, avec lequel contraste le volume exagéré de la tête; troubles intellectuels pouvant arriver jusqu'à l'idiotie; cependant la décrépitude physique est moins prononcée que dans l'idiotie myxœdémateuse type, les troubles intellectuels sont moins accusés : cette différence tient d'ailleurs uniquement à ce que la thyroïdectomie n'est pratiquée que chez des enfants relativement âgés, dont le développement physique et intellectuel a déjà acquis un degré avancé.

La diminution de l'intelligence est d'autant plus marquée que l'enfant a été opéré plus jeune. Le caractère de l'enfant devient taciturne; il cesse de jouer, craignant d'être la risée de tous; à l'école, les meilleurs élèves cessent de faire des progrès, et, d'après Kocher, le calcul est leur faculté la plus faible.

Un enfant, opéré par Sick à l'âge de dix ans, était très intelligent, un des premiers de sa classe; après l'opération, son intelligence diminua, il devint le dernier; au sortir de l'école, il ne put apprendre un métier manuel, ne put même pas être employé aux travaux des champs. A l'âge de vingt-huit ans, Bruns lui trouva toute l'apparence d'un crétin; il avait beaucoup moins d'intelligence qu'un enfant de dix ans. Un sujet observé par Lancereaux avait été opéré à onze ans; à quinze ans, il ne savait plus ni lire ni écrire et pouvait à peine reconnaître ses parents.

Comme les deux formes précédentes, le myxœdème opératoire peut se présenter sous des apparences frustes, qui risquent de passer inaperçues, si on ne les recherche avec soin. J. Reverdin y a particulièrement insisté. Une sensation de froid ou de fatigue et de lourdeur des membres, la perte de la mémoire, quelquefois un peu de bouffissure des paupières ou de sécheresse de la peau, c'est-à-dire les phénomènes initiaux du myxœdème opératoire, caractérisent seuls ces cas, qui sont susceptibles, sinon d'une guérison complète, du moins d'une amélioration accusée et durable.

La terminaison du myxœdème opératoire est variable.

Parfois, mais le fait est rare, les symptômes s'aggravent, il survient des troubles cérébraux et des convulsions épileptiques aboutissant à la mort. D'autres fois, les phénomènes de cachexie deviennent prédominants, la déchéance physique et intellectuelle progresse, la mort survient par des lésions pulmonaires intercurrentes.

Assez souvent, après une période d'état parfois fort longue, survient un amendement progressif, les forces reparaissent, l'activité intellectuelle revient peu à peu, une amélioration très nette se produit, pouvant même aller, comme dans un cas de Reverdin, jusqu'à la guérison complète. Ces changements favorables sont l'indice de la reproduction de la tumeur thyroïdienne.

Étiologie. — La fréquence du myxœdème opératoire a été diversement appréciée par les auteurs. Kocher, en 1883, avait trouvé, sur 18 opérés de thyroïdectomie qu'il avait examinés, 16 cas de myxœdème plus ou moins accusés; 2 de ses opérés seuls étaient notés indemnes, et encore leur goitre avait-il récidivé. Reverdin et Baumgarten ont chacun, sur 11 opérés suivis, vu 5 cas de myxœdème opératoire; Bardeleben, sur 15 thyroïdectomies, n'aurait vu qu'un cas de myxœdème. Sur 22 opérés de Billroth, Wölfler en a rencontré 2 présentant un léger état myxœdémateux et, parmi les 20 autres, 7, et peut-être 9, avaient une récidive de leur goitre.

La race des sujets opérés n'est pour rien dans ces différences : la fréquence du goitre en Suisse [1] fait comprendre comment ce pays a vu naître la question du myxœdème opératoire et lui a fourni les documents les plus importants; mais les mêmes accidents ont été observés dans tous les pays. Les statistiques suisses comportent en général un pourcentage plus considérable que les autres, uniquement parce qu'elles ont été établies, non sur les déclarations des malades, mais d'après les résultats d'un examen fait par les médecins qui les ont publiées.

La nature de la lésion thyroïdienne qui a nécessité l'opération n'a pas non plus d'importance au point de vue du développement ultérieur du myxœdème : le goitre endémique en est plus souvent suivi, parce qu'il est par excellence justiciable de l'exérèse glandulaire; mais on l'a vu à la suite de l'extirpation d'épithéliomas thyroïdiens.

Le myxœdème opératoire a été attribué à des causes diverses : suppression de l'action modératrice de la glande thyroïde sur la circulation cérébrale, — atrophie et rétrécissement de la trachée par suite de la ligature de ses vaisseaux nourriciers, d'où insuffisance de l'hématose, — lésion des filets du sympathique pendant l'opération, d'où troubles circulatoires, — empoisonnement par les antiseptiques usités au cours de l'opération, — septicémie opératoire.

Ces théories n'ont plus que la valeur de conceptions erronées et démonétisées. Il est reconnu aujourd'hui que le myxœdème opératoire a pour cause, de même que le myxœdème de l'adulte et le myxœdème infantile, la suppression de la fonction glandulaire du corps thyroïde.

Les chirurgiens se sont, dès les premières recherches sur ce sujet, préoccupés de déterminer les conditions opératoires des thyroïdectomies suivies du développement du myxœdème.

Dès l'abord, il a été facile de se convaincre qu'il fallait accuser la thyroïdectomie totale : la dénomination de *cachexie strumiprive*, donnée par Kocher au myxœdème opératoire, reflète cette croyance, très justifiée par la majorité des cas.

Les statistiques que nous avons citées plus haut montrent cependant que la thyroïdectomie totale n'est pas fatalement suivie de myxœdème. Cette contradiction est apparente : la thyroïdectomie peut être totale pour le chirurgien, sans être totale au point de vue physiologique. L'opérateur le plus décidé à enlever la glande en entier en laisse involontairement des particules pour éviter des hémorragies ou des sections nerveuses.

Ainsi s'explique que la thyroïdectomie totale ne provoque pas nécessai-

---

1. La description du myxœdème opératoire a été donnée à court intervalle par J.-L. Reverdin (de Genève) et par Kocher (de Berne); la priorité paraît appartenir au premier de ces auteurs, bien qu'elle soit encore réclamée par Kocher (Voir en particulier le travail de Combe, *loco citato*). A Reverdin appartient, en tout cas, sans contestation, la priorité de la comparaison contre les accidents consécutifs à la thyroïdectomie et le myxœdème des adultes.

rement le développement du myxœdème. Il n'en est pas moins vrai que cette opération expose beaucoup plus au myxœdème que la thyroïdectomie partielle. Toutes les statistiques sérieusement faites concordent sur ce point. Reverdin a même posé en principe que, sauf indications contraires, on doit s'efforcer de respecter quelque fragment du corps thyroïde.

La persistance d'une portion plus ou moins étendue du corps thyroïde, susceptible de s'hypertrophier par la suite, explique la disparition ou au moins l'atténuation des accidents myxœdémateux dans certains cas : la clinique permet d'ailleurs souvent en ces cas, nous l'avons déjà vu, de constater la récidive partielle du goitre.

L'importance pathogénique de la thyroïdectomie totale avait paru telle aux premiers auteurs qui ont étudié cette question que les Reverdin et Kocher ont nié que la thyroïdectomie partielle pût être suivie du myxœdème. Depuis, J. Reverdin[1] est revenu sur ce que cette affirmation avait d'excessif : il a cité des cas où la thyroïdectomie volontairement et nettement partielle avait été l'origine de troubles myxœdémateux; mais alors les troubles revêtent une forme fruste et incomplète et assez souvent disparaissent spontanément.

IV

MYXŒDÈME ENDÉMIQUE OU CRÉTINISME

Dès les premières recherches sur le myxœdème, la comparaison entre cette affection et le crétinisme s'est imposée aux observateurs : Gull traduisit cette comparaison par l'expresion d'état crétinoïde, par laquelle il désigna le myxœdème. Lorsque, plus tard, l'idiotie fut, pour certaine de ses formes, rangée dans le cadre du myxœdème, l'analogie parut plus frappante encore ; un des plus beaux types d'idiotie myxœdémateuse était connu sous le nom de crétin des Batignolles, et le nom de crétinisme sporadique fut employé et est encore conservé en Angleterre et en Amérique pour désigner cette forme de la cachexie myxœdémateuse. Lorsque Reverdin et Kocher firent connaître le myxœdème opératoire, ils ne purent s'empêcher de faire remarquer combien leurs opérés avaient d'analogie avec les crétins, et cette comparaison avait d'autant plus de valeur qu'ils observaient sur les confins des grandes régions classiques du crétinisme, que parfois leurs goitreux thyroïdectomisés appartenaient à des familles touchées par le crétinisme.

Malgré ces comparaisons si suggestives, les relations du crétinisme et du myxœdème sont restées lettre morte pour la plupart des auteurs qui se sont occupés de l'une de ces deux affections, et ceux qui ont soulevé la question de leur existence se sont empressés, presque tous, de la résoudre par la négative.

Lorsqu'on ignorait la nature et l'origine du myxœdème, qu'il apparaissait

---

1. Congrès français de chirurgie, 1886.

comme une cachexie sans localisation causale connue, il était légitime de rester sur une réserve prudente et de ne pas affirmer ses relations avec une affection ayant une étroite connexion reconnue avec les altérations endémiques du corps thyroïde.

Lorsque le myxœdème dut, sous le poids d'arguments indiscutables, être attribué à l'atrophie ou à l'absence du corps thyroïde, il parut singulier de l'identifier au point pathogénique à une affection dont une caractéristique est précisément la conservation, voire l'augmentation de volume de ce même organe. Cet argument spécieux suffit à faire placer aux deux pôles de la pathologie thyroïdienne le myxœdème et le crétinisme.

Les temps ont changé : on s'est, non sans peine, aperçu qu'augmentation de volume ne veut pas dire hypertrophie véritable et augmentation de fonctions ; bien au contraire, et cela comme pour le foie ou pour le rein, un corps thyroïde volumineux peut être physiologiquement nul si son tissu glandulaire a été étouffé et remplacé par un tissu pathologique.

Dès lors, identité clinique et morphologique étant depuis longtemps patentes, il n'y a plus de raison pour isoler le myxœdème et le crétinisme, et celui-ci doit rentrer dans celui-là, qui constitue un groupe pathologique plus compréhensif.

L'endémicité du crétinisme a été invoquée par quelques auteurs, entre autres par Bircher, pour le séparer du myxœdème. A la vérité, si le myxœdème était une maladie à lésions toujours identiques et à étiologie univoque, un semblable exclusivisme pourrait être de mise ; mais il ne constitue qu'un syndrome, aboutissant de lésions thyroïdiennes très diverses, malformation, sclérose atrophique et même exérèse chirurgicale. Pourquoi dès lors en exclure un autre état morbide résultat de l'insuffisance thyroïdienne, sous prétexte que cet état morbide a une étiologie spéciale et déterminée ?

Le crétinisme doit — en cela, nous partageons l'opinion émise par Régis[1] et développée plus tard par Combe, etc., — rentrer dans le myxœdème sous le nom de myxœdème endémique. Nous en donnerons donc ici la description, nous limitant cependant aux seules données nécessaires pour montrer l'analogie avec les autres formes du myxœdème.

Le crétin. — tel que l'ont fait connaître, bien avant la découverte du myxœdème, des travaux nombreux et en particulier les rapports des deux commissions chargées successivement, sous la domination sarde en 1848 et sous la domination française en 1864, de poursuivre une enquête sur le crétinisme en Savoie — est, dit Baillarger[2], rapporteur de cette dernière commission, « un être physiquement et intellectuellement dégénéré, trapu, osseux, le plus souvent maigre, parfois bouffi, œdématié et toujours difforme. Sa complexion chétive, lourde et épaisse, dénote un développement général dans le sens de la largeur de la charpente. Son teint est ordinairement d'un blanc livide, comme crétacé ; d'autres fois, il a l'aspect terne et brun rappelant celui des pellagreux ; chez les individus œdématiés, la peau

1. Société de médecine et de chirurgie de Bordeaux, 14 décembre 1894.
2. Article CRÉTIN du *Dictionnaire encyclopédique des sciences médicales*, 1re série, t. XXIII, p. 132.

est jaunâtre et tachée; elle est chez tous particulièrement rugueuse, dépourvue d'élasticité et très peu sensible. Cet aspect s'accentue rapidement avec les années, les transitions de l'âge étant à peine marquées; le crétin paraît passer en effet presque tout d'un coup de l'enfance à la vieillesse; des rides apparaissent prématurément et donnent à l'individu l'aspect vieillot et décrépit longtemps avant l'âge. »

La tête, volumineuse par rapport au corps et à la face, irrégulière, développée surtout dans le sens de la largeur, est large à la base, rétrécie vers le sommet.

« La face, dit le même auteur, porte l'empreinte de la stupidité et de l'indolence; elle est, comme le crâne, développée en largeur. Les pommettes sont saillantes, le nez épaté, large à la base, les narines béantes; les cartilages du nez sont rudimentaires, ils manquent même complétement. Les lèvres sont épaisses, la lèvre inférieure pendante, la langue très volumineuse, comme gonflée et gluante, souvent sortie de la bouche, qui est démesurément large, presque toujours entr'ouverte, laissant échapper une salive visqueuse. La mâchoire inférieure, grosse et lourde, déborde la mâchoire supérieure et imprime à la figure un caractère bestial. Les oreilles écartées de la tête sont très volumineuses et épaisses; les dents très espacées, mal implantées, cariées. »

Cette description qui, répétons-le encore, est antérieure à toutes les descriptions du myxœdème, semble reproduire celle que nous avons donnée du myxœdème infantile. L'analogie se poursuit pour ce qui est des déformations thoraciques et abdominales, de la fréquence des hernies, de l'atrophie des organes génitaux, des organes des sens, des troubles de la locomotion, de l'abaissement de la température. Elle se poursuit enfin pour ce qui est des troubles intellectuels.

De même que le myxœdème infantile, le crétinisme présente des degrés. Les crétins complets, incapables du moindre mouvement, vivant continuellement assis dans un fauteuil auquel ils sont attachés, ne manifestent guère leur existence que par les mouvements respiratoires, les pulsations cardiaques et quelques grognements inarticulés; d'autres sont capables d'exécuter quelques mouvements lorsqu'on les excite fortement, mais sont maladroits, ont une démarche lourde, titubante, font des chutes fréquentes.

A côté d'eux, il est de demi-crétins; moins profondément dégradés physiquement, parfois porteurs d'organes génitaux complètement développés, voire même de volume exagéré, se livrant parfois à l'onanisme, ils sont susceptibles de comprendre les ordres qu'on leur donne; de témoigner de leur joie ou de leurs souffrances; la garde des troupeaux, quelquefois celle des enfants, plus souvent encore la mendicité, telles sont les fonctions sociales que leur permet le développement de leur intelligence.

A un degré plus élevé de cette échelle de dégénérés se place le crétineux : peu taré extérieurement, il peut apprendre à lire, à écrire, à compter, il fait quelques phrases par lesquelles il exprime des besoins matériels élémentaires : sa culture intellectuelle ne l'élève guère, socialement parlant, au-dessus du demi-crétin.

L'état du corps thyroïde chez les crétins mérite plus qu'une mention. Il a, depuis longtemps, attiré l'attention des observateurs, en raison des relations étroites de l'endémie goitreuse et de l'endémie crétinique, et a donné lieu a des assertions contradictoires, ayant pour origine une observation insuffisante. La commission du Piémont, Ferrus, Kœberlé, ont considéré le goitre et le crétinisme comme deux affections indépendantes, dont la coïncidence, lorsqu'elle se réalisait, était purement accidentelle. Fodéré, Tourdes, Baillarger, n'ont par contre pas hésité à admettre entre elles une corrélation indubitable.

« Le crétin complet, dit Baillarger, est rarement atteint de goitre, ce qui a fait dire qu'il y a proportionnalité inverse entre le degré de développement du crétinisme et le degré de développement de la glande thyroïde; mais chez le crétineux, le goitre existe à peu près constamment et prend parfois un volume énorme. Le développement du goitre coïncide avec la puberté, qui, chez le crétin complet, ne se produit jamais, ce qui explique chez celui-ci la rareté de l'hypertrophie de la glande thyroïde. Le goitre affecte des volumes variables. Apparaissant dans la première enfance par un noyau unique, il prend rapidement des proportions considérables en envahissant peu à peu le cou tout entier. Il s'accroît quelquefois au point de pendre sur la poitrine en la recouvrant presque en entier. Le goitre est unique, bilobé ou multilobé, formant parfois une masse compacte et dure, et d'autres fois un appendice flottant, extrêmement mobile. Au toucher, il est tantôt mou et d'une consistance pâteuse, tantôt au contraire élastique, dur, bosselé et parsemé de noyaux cartilagineux ou même osseux. »

Augmenté ou non de volume, le corps thyroïde est altéré chez les crétins de façon constante : Hanau[1], dans trois cas où il était atrophié, a observé une hyperplasie du tissu conjonctif et une atrophie du parenchyme glandulaire dont l'épithélium a disparu par place avec conservation de la substance colloïde, et Coulon[2], dans trois cas où il existait des goitres nodulaires, a constaté la prolifération du tissu conjonctif interstitiel, la petitesse ou la disparition des alvéoles glandulaires, l'absence de substance colloïde dans la plupart des alvéoles. Contrairement à ce qu'on observe dans le myxœdème acquis, il en persiste presque toujours des vésicules normales : la fonction, incomplètement conservée, permet une longue survie; elle n'en est pas moins, comme dans les autres formes de myxœdème, profondément insuffisante.

En outre, l'endémie crétinique est associée à l'endémie goitreuse; les crétins sont souvent, peut-être toujours, descendants de goitreux; l'hérédité thyroïdienne, ou une infirmité particulière de cet organe résultant de sa dégénérescence chez les parents, semble le rendre moins résistant encore à l'infection goitreuse : celle-ci se réalise sous une forme plus complète, se traduit par une insuffisance thyroïdienne plus prononcée, et le myxœdème se constitue.

<hr>

1. *Verhandlungen der X. internationalen medicinischen Congresses*, Berlin, 1890, Abtheilung III, § 128.
2. *Virchow's Archiv*, Bd CXLVII, § 53.

Je viens de prononcer le nom d'infection goitreuse. Tout semble en effet prouver que le goitre endémique est fonction d'une infection se propageant, comme l'a dit Bircher [1], par la voie hydrique. Dès longtemps, on sait que l'endémie goitreuse est répandue dans les pays les plus divers, qu'elle existe surtout en zones montagneuses, particulièrement dans certaines vallées, et que dans ces vallées elle attaque ou respecte les populations suivant que celles-ci font usage pour leur boisson de telle ou telle eau : la disparition de l'endémie à la suite de la fermeture de puits et de l'amenée d'eau pure a plus d'une fois donné la démonstration de cette origine.

L'absence d'iode dans l'eau de la fonte des neiges, considérée à une époque comme la cause du goitre, n'est plus qu'une doctrine historique.

La transmission ne se fait cependant peut-être pas toujours par l'eau; Combe [2] cite des faits d'écoles indemnes de goitre dans des pays ou de nombreux enfants des autres écoles en sont atteints et où tous les enfants boivent la même eau.

L'endémie goitreuse et crétineuse est de tous les climats et de toutes les latitudes. Elle hante surtout les pays de montagnes, quoiqu'on l'observe aussi en terrain plat. En France ses foyers principaux sont les massifs des Alpes et des Pyrénées. L'Italie, dans la vallée d'Aoste, la Suisse, dans le Valais, renferment de nombreux crétins. Des zones plus ou moins étendues de crétinisme se voient dans tous les pays des deux mondes.

DIAGNOSTIC

Certaines formes frustes de myxœdème, caractérisées par un affaiblissement intellectuel, un léger degré de bouffissure du tégument, peuvent être difficiles à reconnaître : l'atrophie du corps thyroïde, les résultats de la médication thyroïdienne sont les seuls éléments précis de leur diagnostic. Encore faut-il songer à rechercher ces deux signes et pour cela avoir présente à l'esprit la pensée du myxœdème en face de tous les états pathologiques inexpliqués, de toutes les cachexies peu accusées.

Les formes typiques et complètes du myxœdème n'offrent pas de sérieuses difficultés diagnostiques : les erreurs ne pourraient provenir que d'une connaissance insuffisante du myxœdème.

Quelques-unes, commises au moment des premières recherches sur cette affection, seraient inexcusables aujourd'hui.

Ainsi l'*éléphantiasis*, par sa limitation à un seul membre, par les altérations considérables du derme et de l'épiderme qui le caractérisent, se distingue facilement du myxœdème, qui, par essence, est généralisé et respecte l'épiderme.

Les *lipomes symétriques*, par la multiplicité des tumeurs qui les constituent, par leur limitation plus ou moins nette, par l'absence d'infiltration

- 1. Das Myxödem und die cretinische Degeneration, *Sammlung klinischer Vorträge*, 1890, n° 357.
2. *Revue médicale de la Suisse romande*, 1897, p. 78 du tirage à part.

dermique dans les intervalles des tumeurs, se différencient également de la cachexie thyroïdienne.

La *sclérodermie*, dans ses formes généralisées, est toujours caractérisée par une induration des téguments qui, en quelques points, sont le siège de pigmentations exagérées; elle détermine la rétraction de l'enveloppe cutanée et, par suite, se traduit par l'amincissement des traits et l'effilement des extrémités, c'est-à-dire par la déformation diamétralement opposée à celle du myxœdème. Notons que, dans quelques cas de sclérodermie typique (Jeanselme, Singer), on a pu constater un certain degré d'atrophie thyroïdienne et en induire, un peu prématurément, une théorie thyroïdienne de la sclérodermie.

L'*acromégalie* a pu être confondue avec le myxœdème et, avant la description si précise qu'en a donnée P. Marie, quelques cas en avaient été publiés sous le nom de cachexie pachydermique. Dans les deux affections, le tégument est pâle et tuméfié; mais la pâleur grise de l'acromégalique diffère de la pâleur cireuse du myxœdémateux; sa peau est mollasse, flasque, ne rappelle pas l'aspect de l'œdème; le maxillaire inférieur, anguleux et en prognatisme, allonge son visage, qui ne rappelle en rien la face « en pleine lune » du myxœdémateux. Ici encore, l'état du corps thyroïde ne peut être invoqué comme signe différentiel, car il est parfois diminué de volume.

Certains faits de *lipomatose généralisée* rappellent de très près le myxœdème, et le diagnostic peut rester en suspens pendant fort longtemps, voire même jusqu'après le traitement, car ils sont susceptibles d'amélioration par la médication thyroïdienne.

Les *œdèmes d'origine brightique ou cardiaque* se distinguent facilement du myxœdème par leur dépressibilité et leur mollesse, non moins que par leur développement plus rapide et la coexistence de lésions cardiaques stéthoscopiquement appréciables ou d'albuminurie.

Les *œdèmes lymphangitiques de la face* qui, au dire de Lassar, auraient souvent été pris en Allemagne pour le myxœdème, diffèrent de cette affection par leur limitation aux parties centrales du visage, principalement au nez et à la lèvre supérieure, par leur consistance scléreuse, par leur développement à la suite de lésions chroniques de la muqueuse nasale ou d'érysipèles récidivant du visage.

L'idiotie myxœdémateuse, par l'existence même de déformations des membres et de la face, par l'impossibilité de trouver aucune trace du corps thyroïde, se distingue facilement des autres formes d'*idiotie* relevant d'une malformation congénitale ou d'une lésion précoce du système nerveux. Dans les cas où les phénomènes myxœdémateux sont réduits au minimum, l'absence ou le très faible développement du corps thyroïde permettent encore de reconnaître la cause de l'idiotie.

L'*infantilisme* peut reconnaître d'autres facteurs qu'une lésion ou une malformation thyroïdienne. Il peut être fonction de dystrophie générale, d'hérédo-syphilisme, de rachitisme, d'agénésie sexuelle, etc. L'examen de la glande thyroïde peut seul permettre de reconnaître si celle-ci est ou non, en cause; les résultats du traitement thyroïdien confirmeraient l'exactitude de l'attribution étiologique.

Lorsqu'on a porté le diagnostic de myxœdème, on a reconnu que le corps thyroïde est fonctionnellement insuffisant ou nul : on a fait un diagnostic anatomique, de même que lorsqu'on a reconnu l'existence de l'urémie. Il reste à déterminer pourquoi le rein là, le corps thyroïde ici, a cessé de fonctionner.

Les commémoratifs permettent parfois un diagnostic étiologique. Tel malade a subi une intervention chirurgicale sur le corps thyroïde, tel autre est originaire de pays goitreux ou goitreux lui-même, tel encore a été atteint de goitre qui, peu à peu, s'est atrophié. Parfois des antécédents syphilitiques indubitables permettront de soupçonner une gomme ou une sclérose thyroïdienne d'origine syphilitique; d'autres fois, le myxœdème aura succédé à une inflammation du corps thyroïde, suite d'infection générale. Toutes ces circonstances doivent être relevées; elles peuvent éclairer le pronostic, parfois même, mais plus exceptionnellement — en cas de thyroïdite syphilitique — le traitement. Il faut bien reconnaître cependant que, pour le moment, elles ne servent, le plus souvent, qu'à approfondir le diagnostic sans comporter de sanction pratique.

Leur recherche attentive n'en est pas moins de rigueur, et leur constatation mènera peut-être quelque jour à une déduction pronostique ou à une formule thérapeutique plus précise.

PATHOGÉNIE DU SYNDROME MYXŒDÈME

Dans ses différentes formes, le myxœdème a toujours une caractéristique identique : l'existence d'une lésion thyroïdienne.

Que la glande soit atrophiée, absente par agénésie, qu'elle ait été enlevée par le chirurgien ou qu'elle soit le siège d'une tumeur goitreuse, elle ne se trouve jamais dans des conditions normales.

Atrophie, absence, extirpation sont physiologiquement équivalents; l'augmentation de volume pourrait en être l'inverse, si elle n'était due au développement d'un tissu pathologique qui se substitue à la glande et l'annule physiologiquement tout en la doublant ou la triplant anatomiquement.

Le corps thyroïde exubérant d'un crétin est tout aussi nul fonctionnellement que le corps thyroïde atrophié, réduit à un tractus fibreux, d'un sujet devenu myxœdémateux à l'âge adulte. Un rein interstitiel atrophique et un gros rein kystique sont, au point de vue de la dépuration urinaire, également au-dessous de leur tâche. Il en va de même pour les états homologues du corps thyroïde.

Absente ou annulée fonctionnellement, la glande thyroïdienne produit le myxœdème; comme le rein dégénéré produit l'urémie, comme le foie étreint par le tissu fibreux ou dégénéré cause l'ictère grave.

Le myxœdème n'est pas une entité morbide, relevant d'une cause pathogène chimique ou microbienne, toujours identique, mais un syndrome relevant de l'absence de fonctionnement du corps thyroïde. Ce n'est pas une maladie à proprement parler, c'est l'aboutissant de maladies, de malformations, de traumatismes.

L'observation clinique en donne la preuve; les résultats des interventions chirurgicales sur le corps thyroïde en fournissent la confirmation éclatante.

Il semble superflu d'en demander l'explication à la physiologie expérimentale; celle-ci ne fait guère que répéter, sur un organisme différent du nôtre, ce que le chirurgien fait sur l'homme en enlevant un corps thyroïde.

Constater avec Horsley, chez le singe éthyroïdisé, le refroidissement périphérique, l'infiltration du tissu cellulaire par la mucine, l'abaissement de la pression vasculaire, l'apathie, la torpeur, les parésies généralisées; constater avec Zegas, Schiff, Albertoni et Tizzoni, Carle, etc., que le chien succombe fréquemment avec des phénomènes convulsifs à la suite de la thyroïdectomie; c'est au demeurant vérifier au laboratoire ce que la clinique a fait reconnaître, c'est ajouter aux observations sur l'homme des observations sur les animaux.

Constater que, chez les animaux qui ne supportent pas la thyroïdectomie (les herbivores sont relativement indifférents à cette mutilation), l'ablation incomplète de la glande met plus ou moins complètement à l'abri des accidents de l'éthyroïdation, ce n'est encore que confirmer les résultats de l'intervention chirurgicale chez l'homme : cette confirmation n'est cependant pas à dédaigner.

Mais où commence le rôle véritablement initiateur de la physiologie expérimentale, c'est lorsque Schiff montre que la greffe préalable d'un corps thyroïde provenant d'un autre animal permet au chien de survivre à la thyroïdectomie; ces expériences, confirmées dans leurs données essentielles par Colzi, Sanquirico et Canalis, Wagner, sont la base de la thérapeutique du myxœdème; elles ne pouvaient se réaliser d'emblée chez l'homme; la tentative de Bircher, qui greffa un goitre sous la peau du sujet auquel il l'avait enlevé, pouvait naître des expériences de Schiff, elle ne pouvait guère les précéder.

De même, les injections de suc thyroïdien, par lesquelles Pisente, Vassale, Gley ont empêché le développement des accidents consécutifs à la thyroïdectomie et qui ont contribué à perfectionner la thérapeutique du myxœdème, devaient nécessairement être pratiquées dans le laboratoire avant d'être tentées en clinique.

De ces expériences commence à se dégager la notion que le corps thyroïde exerce une action profonde sur la nutrition : la suppression de cette action est la cause du myxœdème, la restitution à l'organisme des principes actifs de la glande fait cesser des troubles myxœdémateux. Mais par quel mécanisme le corps thyroïde agit-il sur l'économie?

Dépourvu de conduit excréteur, il ne peut agir qu'en faisant subir au sang une modification chimique, soit qu'il lui soustraie quelque principe toxique des échanges organiques, pour lui faire subir une transformation chimique, suivant l'hypothèse de Colzi, de Ragowitsch, de Fano et Zanda, et le changer en un composé dépourvu de toute action, ou même utile à l'organisme, soit qu'il prépare, suivant l'hypothèse ancienne de Schiff, une substance nécessaire à la nutrition générale et en particulier à la nutrition des centres nerveux.

Les recherches chimiques sur la composition de la glande thyroïde ont permis d'aller loin dans l'interprétation de son rôle physiologique et de la pathogénie du myxœdème.

Notkine [1] a extrait du corps thyroïde des divers animaux une substance albumineuse, à laquelle il donne le nom de thyroprotéide, qui, injectée à des lapins et à des chiens ayant subi la thyroïdectomie, à des lapins et à des cobayes n'ayant pas subi cette opération, a reproduit chez ces animaux les phénomènes convulsifs observés après la thyroïdectomie et a amené leur mort plus ou moins rapidement. Il considère cette substance non comme un produit de sécrétion de la glande thyroïde, mais comme un déchet des échanges intra-organiques, comme un poison, qui est détruit ou neutralisé par le véritable produit de sécrétion de la glande thyroïde, lequel contient un ferment spécial (enzyme). Le rôle physiologique du corps thyroïde consisterait, d'après lui, à épurer l'organisme de la thyroprotéide contenue dans le sang, à emmagasiner cette substance toxique dans les alvéoles de la glande, à l'y neutraliser, et, après l'avoir rendue ainsi inoffensive, à la déverser de nouveau dans le torrent circulatoire afin de lui faire subir des métamorphoses ultérieures.

Baumann est parvenu à extraire du corps thyroïde une combinaison iodée organique, qu'il désigna sous le nom de thyroïodine, puis sous celui d'iodothyrine; cette substance serait la substance active du corps thyroïde dans lequel elle est, presque en totalité, combinée à une matière albuminoïde; s'il n'est pas prouvé qu'elle en représente le seul principe actif, il faut tout au moins lui accorder un rôle primordial dans le développement des effets attribuables à l'action du corps thyroïde, et attribuer à son absence une influence capitale sur la production des accidents du myxœdème. Baumann a montré que la teneur de la glande en iode varie suivant les races, suivant le régime alimentaire et médicamenteux.

Les expériences de Roos, Gluzinski et Lemberger, Bartell, Voit, ont montré que la thyroiodine augmente la diurèse, l'excrétion urinaire d'azote, de chlorures et d'acide phosphorique, c'est-à-dire agit dans le même sens que l'extrait de glande et en sens inverse du myxœdène.

L'iodothyrine n'est sans doute pas la seule substance active que renferme le corps thyroïde; mais c'est actuellemunt la mieux étudiée [2], la seule qui ait été l'objet d'une étude chimique sérieuse.

Elle modifie les échanges organiques, cela n'est pas douteux : l'absence de son action sur le métabolisme, dans le myxœdème, permet de comprendre, sans qu'on connaisse ni même qu'on soupçonne encore les phases

---

1. *Semaine médicale*, 3 avril 1895, p. 138.
2. La préparation étudiée par Lanz (*Berlin. klin. Wochenschrift*, 1898, p. 371) sous le nom d'aïodine n'est autre qu'un extrait thyroïdien, précipité par le tannin et dont le précipité a été redissous; c'est un produit très complexe.

intermédiaires de cette nutrition pathologique, le développement des troubles myxœdémateux, l'infiltration des tissus. Mais est-ce là toute l'action de l'iodothyrine? La toxicité des urines et du sérum des animaux thyroïdectomisés, reconnue par Gley[1], les phénomènes convulsifs observés chez eux, la toxicité des extraits de leurs muscles, laissent à penser que la thyroïdectomie provoque une intoxication : l'intégrité des fonctions thyroïdiennes empêcherait cette intoxication, par suite sans doute de propriétés antitoxiques de la thyroiodine. Et les phénomènes cérébraux du myxœdème pourraient être, comme d'autres encore de ses symptômes, le résultat d'une intoxication non combattue par le fonctionnement thyroïdien.

Les expériences de Gley et de Moussu ont montré que les glandes thyroïdes accessoires ou glandes parathyroïdiennes de Sandström jouaient latéralement ou parallèlement à la glande un rôle important. L'ablation de la glande principale, les glandes accessoires étant respectées, ou l'ablation d'une partie seulement des glandes accessoires ne produit pas d'accidents. L'ablation de toutes les glandules, alors que la glande thyroïde est respectée, provoque les mêmes accidents que la thyroïdectomie elle-même (Vassale et Generali, Gley); pour Gley, les accidents sont absolument identiqués dans les deux cas, tandis que d'après Vassale, Generali, à la suite de l'ablation des glandules, les troubles convulsifs sont nuls ou peu prononcés et les troubles paralytiques sont plus accusés. D'après Moussu, Hofmeister et von Eiselsberg, l'extirpation de la glande thyroïde seule arrête le développement chez les très jeunes animaux et produit la cachexie myxœdémateuse, tandis que la suppression des fonctions parathyroïdiennes provoque rapidement la mort. Gley a constaté que les glandules parathyroïdiennes renferment proportionnellement beaucoup plus d'iode que la glande thyroïde (20 à 25 fois chez le lapin, 6 fois chez le chien). En résumé, s'il est bien établi que les glandules parathyroïdiennes ont une part considérable dans le fonctionnement de l'appareil thyroïdien, cette part n'est pas encore exactement déterminée.

Chez l'homme, les glandules parathyroïdiennes n'ont pas, comme chez les animaux, une existence indépendante; cependant, en se basant sur certains faits cliniques, Brissaud[2] se demande si le tissu parathyroïdien ne peut pas être lésé indépendamment du tissu thyroïdien. Ses observations ont trait à des sujets atteints de myxœdème congénital ou acquis, chez lesquels le syndrome myxœdémateux était dissocié, réduit aux troubles de la nutrition générale, au myxœdème dermo-hypodermique, au nanisme, sans phénomènes cérébraux et intellectuels correspondants. Comparant cette dissociation à celle que Moussu a constatée dans ses expériences, Brissaud pense que ces myxœdèmes incomplets — qu'il ne faut pas confondre avec

---

1. Les recherches que Gley poursuit depuis 1891 sur la physiologie du corps thyroïde sont résumées dans une *Revue générale* de cet auteur sur les relations actuelles entre la physiologie et la pathologie du thyroïde et la physiologie pathologique en myxœdème (*Revue générale des Sciences*, 15 janvier 1898, p. 13).

2. Myxœdème thyroïdien et myxœdème parathyroïdien, *Presse médicale*, 1er janvier 1898, p. 1.

les myxœdèmes frustes — sont liés à l'altération thyroïdienne, avec intégrité des parathyroïdes, tandis que les myxœdèmes complets relèvent d'une
altération totale de l'appareil glandulaire, englobant les éléments parathy-
roïdiens en même temps que les éléments thyroïdiens proprement dits.

TRAITEMENT

La thérapeutique du myxœdème a été purement empirique et pratique-
ment nulle jusqu'au jour où Horsley, se basant sur les expériences de
Schiff et sur ses propres expériences, a proposé de restituer aux myxœdémateux, par la greffe du corps thyroïde d'un animal, la fonction thyroïdienne dont ils sont dépourvus.

Bientôt réalisée par M. Lannelongue, sur un malade de Legroux, puis
par Bircher et Kocher, par Bettencourt et Serrano, par MM. Merklen et
Walther, la greffe thyroïdienne produisit chez l'homme myxœdémateux
une amélioration considérable, de même qu'elle provoquait chez les animaux la suppression des accidents de l'éthyroïdation. Mais cette amélioration n'était que transitoire, limitée au temps nécessaire pour le drainage
de la réserve de substance thyroïdienne contenue dans la glande greffée.
Il eût fallu, pour la rendre durable, réitérer les greffes; la réussite de
l'opération imposait d'ailleurs des conditions trop nombreuses pour être
pratique.

Il devenait nécessaire de lui substituer, sinon une nouvelle méthode, au
moins un autre mode d'application. Précisément, les physiologistes montraient que l'injection intra-veineuse de suc thyroïdien chez le chien pré-
venait ou suspendait les accidents nerveux consécutifs à l'éthyroïdisa-
tion. Pisente et Viola émirent, en 1890, l'idée d'appliquer les injections
sous-cutanées intra-veineuses ou cavitaires de suc thyroïdien au traitement
du myxœdème. Murray, en 1891, pratiqua aux myxœdémateux des injections hypodermiques de suc thyroïdien. Wichmann, Mendel, M. Bouchard,
comme Murray, obtinrent par cette méthode des résultats très satisfaisants.

Mais la difficulté d'obtenir le suc thyroïdien et de le conserver asepti-
quement conduisit à modifier encore le mode d'emploi de la médication
thyroïdienne. Howitz (de Copenhague) recourut le premier à l'ingestion de
préparations thyroïdiennes et depuis lors la voie stomacale a été presque
universellement adoptée. Seule la préparation à ingérer varie. Les uns ont
employé le corps thyroïde en nature, d'autres des pâtes dans la composition desquelles entre le corps thyroïde frais, d'autres des préparations de
poudre de corps thyroïde desséché.

Le corps thyroïde frais (de préférence le corps thyroïde de mouton) en
nature serait, à bien des égards, la préparation de choix s'il n'était souvent
difficile à obtenir, et si surtout, suivant les saisons et les races d'animaux,
il ne présentait une composition et une activité variables. Il doit être
prescrit à la dose de 3 à 4 grammes par jour pendant quatre ou cinq jours,
puis tous les deux jours pendant deux ou trois semaines, et ensuite tous les

cinq à six jours : la dose et surtout les intervalles entre les jours de traitement seront subordonnés aux résultats obtenus [1].

Les autres préparations de corps thyroïde ont parfois l'inconvénient de
ne pas pas être d'une conservation parfaite; quelques-unes sont cependant
recommandables.

Pour obvier aux inconvénients résultant de la variation de composition
des glandes thyroïdes suivant les époques de l'année et les races, et à ceux
résultant de l'altération des glandes en nature ou en extrait, on a tenté de
remplacer les préparations renfermant la totalité de la substance thyroïdienne par la substance chimique active de la glande, la thyroiodine de
Baumann; la constance de sa composition, sa conservation facile, sa teneur
en iode qui en permet le dosage rigoureux, justifiaient son emploi : Treupel,
P. Marie en ont obtenu des résultats satisfaisants.

La médication thyroïdienne peut être employée dans les différentes
formes du myxœdème; dans toutes, elle donne des résultats surprenants.
Le myxœdème acquis à l'âge adulte est, on le conçoit, plus vivement
impressionné par cette médication que le myxœdème infantile : l'adulte
devenu myxœdémateux a joui de facultés intellectuelles qui ne se sont
jamais développées chez le sujet myxœdémateux depuis le jeune âge; celui-
ci néanmoins réagit encore d'une façon appréciable, quoique diversement
prononcée, à l'absorption des produits thyroïdiens; les cas de myxœdème
infantile soumis à la thyroïdothérapie sont nombreux et remarquables;
le crétinisme lui-même en subit l'influence favorable, ainsi que l'ont prouvé
entre autresles recherches entreprises par M. Gaide [2] à l'instigation de
M. Régis.

Toutes les fonctions entravées par la cachexie thyroïdienne subissent
l'influence de la thyroïdothérapie.

La nutrition, dès le début, se modifie : la température s'élève, parfois
même peut dépasser le chiffre normal, le pouls s'accélère, la quantité
d'urine augmente rapidement et il se produit une polyurie véritable.

En même temps, le tégument infiltré tend à reprendre son épaisseur et
sa consistance normales; en quelques jours ou quelques semaines, l'infiltration myxœdémateuse a disparu, le malade a fondu, ses téguments sont
flasques, trop larges pour les parties qu'ils recouvrent et son poids s'est
proportionnellement abaissé. Parallèlement les fonctions cutanées se sont
rétablies, les placards séborrhéiques se sont détachés parfois sous forme
de desquamation très accusée, la sudation a reparu; plus tard on constate
que les ongles ont augmenté d'épaisseur, que les poils repoussent plus
longs et plus nombreux.

Les troubles cérébraux s'amendent également; la torpeur, qui fait le
fond du caractère et de l'habitus des myxœdémateux, se dissipe plus ou

---

1. Il faut avoir soin, lorsqu'on soumet un malade à l'emploi du corps thyroïde en
nature, de vérifier qu'on lui fournit réellement cette glande : il arrive fréquemment
que les bouchers, à qui on demande « les glandes du cornet », nom sous lequel le corps
thyroïde est connu en boucherie, livrent par erreur une glande toute différente, glande
salivaire, ganglions lymphatiques ou thymus.
2. Thèse de Bordeaux, 1894-1895.

moins complètement, ils se livrent plus volontiers à quelque exercice, reprennent même parfois des occupations actives; la mémoire se réveille. Même chez les myxœdémateux infantiles, l'intelligence se développe à quelque degré, en même temps que leur taille augmente, ils cessent souvent de gâter, apprennent à dire quelques mots, voire même peuvent apprendre à lire et à compter; il ne faut cependant pas espérer dans tous les cas une modification bien considérable de leur intellectuel, et la thyroïdothérapie n'a pas supprimé l'idiotie myxœdémateuse, elle l'a seulement amendée.

Le traitement thyroïdien provoque dans toutes les formes et dans tous les cas de myxœdème une amélioration rapide; si on vient à le suspendre, l'amélioration disparaît rapidement aussi, mais se renouvelle dès qu'on reprend la médication. Celle-ci n'agit que comme un palliatif : elle a passagèrement rempli les fonctions du corps thyroïde, mais ne peut remplacer définitivement un organe absent ou détruit, dont l'activité constante est nécessaire au fonctionnement régulier de l'organisme.

Mais, une fois l'amélioration obtenue, la médication n'a plus à être continuée avec une vigueur aussi considérable qu'au début; il suffit d'une dose minime pour entretenir sa persistance; une fois par semaine ou par quinzaine, le malade reprendra la dose qu'il a prise au début du traitement; l'observation attentive du sujet, la menace de la réapparition des troubles myxœdémateux ou la survenance d'accidents imputables à la médication, guideront le médecin dans chaque cas particulier.

La médication thyroïdienne, en effet, a ses inconvénients et même ses dangers; inconvénients et dangers sont particulièrement à redouter dans le myxœdème, où ils atteignent des proportions plus considérables que dans les autres affections où elle a été préconisée : la remarque a été faite par divers auteurs et j'en ai vérifié la justesse chez les psoriasiques [1] que j'avais soumis à la médication thyroïdienne. Il semble que chez les myxœdémateux aux effets nocifs du traitement thyroïdien s'ajoutent ceux des infiltrats qui constituent le myxœdème et qui, mobilisés et modifiés par le traitement, sont doués de propriétés toxiques.

Céphalalgie, insomnie, douleurs dans les membres, particulièrement au niveau des masses musculaires, embarras gastrique, quelquefois vomissements, sensation de vertige, tels sont les troubles qui méritent le nom d'inconvénients de la médication thyroïdienne.

Mais celle-ci peut provoquer des troubles cardiaques de haute gravité : de la tachycardie, des crises d'angine de poitrine, des syncopes; elle peut même, par ces troubles cardiaques, causer la mort plus ou moins rapide : Murray et Vermehren en ont rapporté des exemples. D'une façon générale, le retentissement grave sur le cœur est d'autant plus à craindre que le sujet est plus jeune et que l'infiltration myxœdémateuse est plus considérable.

Aussi est-il indispensable de soumettre à une surveillance médicale attentive et constante les myxœdémateux en cours de traitement thyroïdien.

---

1. Congrès de médecine de Bordeaux, 1895, et *Annales de dermatologie*, sept. 1895.

Coulommiers. — Imp. PAUL BRODARD.

Traité de Chirurgie

Publié sous la direction

DE MM.

Simon DUPLAY

Professeur de clinique chirurgicale à la Faculté
de médecine de Paris
Chirurgien de l'Hôtel-Dieu
Membre de l'Académie de médecine

Paul RECLUS

Professeur agrégé à la Faculté de médecine de Paris
Secrétaire général de la Société de chirurgie
Chirurgien des hôpitaux
Membre de l'Académie de médecine

PAR MM.

BERGER. — BROCA. — DELBET. — DELENS. — DEMOULIN. — J.-L. FAURE
FORGUE. — GÉRARD-MARCHANT. — HARTMANN. — HEYDENREICH
JALAGUIER. — KIRMISSON. — LAGRANGE. — LEJARS
MICHAUX. — NÉLATON. — PEYROT. — PONCET. — QUÉNU. — RICARD
RIEFFEL. — SEGOND. — TUFFIER. — WALTHER

DEUXIÈME ÉDITION, ENTIÉREMENT REFONDUE

8 forts volumes grand in-8° avec nombreuses figures. *En souscription.* **150** fr.

TOME PREMIER. 1 fort vol. de 912 pages avec 218 figures . . **18** fr.

Reclus. Inflammations. — Traumatismes. — Maladies virulentes.
Quénu. Des tumeurs.

Broca. Peau et tissu cellulaire sous-cutané.
Lejars. Lymphatiques, muscles, synoviales tendineuses et bourses séreuses.

TOME II. 1 fort vol. de 996 pages avec 361 figures . . . . **18** fr.

Lejars. Nerfs.
Michaux. Artères.
Quénu. Maladie des veines.

Ricard et Demoulin. Lésions traumatiques des os.
Poncet. Affections non traumatiques des os.

TOME III. 1 fort vol. de 940 pages avec 285 figures . . . . **18** fr.

Nélaton. Traumatismes, entorses, luxations, plaies articulaires.
Lagrange. Arthrites infectieuses et inflammatoires.

Quénu. Arthropathies. Arthrites sèches. Corps étrangers articulaires.
Gérard-Marchant. Maladies du crâne.
Kirmisson. Maladies du rachis.

TOME IV. 1 fort vol. de 896 pages avec 354 figures . . . . **18** fr.

Delens. Œil et annexes.
Gérard-Marchant. Nez, fosses nasales,

pharynx nasal et sinus.
Heydenreich. Mâchoires.

TOME V. 1 fort vol. de 948 pages avec 187 figures. . . . . **20** fr.

Broca. Vices de développement de la face et du cou. Face, lèvres, cavité buccale, gencives, langue, palais et pharynx.
Hartmann. Plancher buccal, glandes salivaires, œsophage et larynx.

Broca. Corps thyroïde.
Walther. Maladies du cou.
Peyrot. Poitrine.
Delbet. Mamelle.

TOME VI. 1 fort vol. de 1127 pages avec 218 figures. . . . **20** fr.

Michaux. Parois de l'abdomen.
Berger. Hernies.
Jalaguier. Contusions et plaies de l'abdomen. Lésions traumatiques et corps étrangers de l'estomac et de l'intestin.
Hartmann. Estomac.

Jalaguier. Occlusion intestinale. Péritonites. Appendicite.
Faure et Rieffel. Rectum et Anus.
Quénu. Mésentère. Rate. Pancréas.
Segond. Foie.

TOME VII. 1 fort vol. avec figures dans le texte (Sous Presse).

Walther. Bassin.
Tuffier. Rein. Vessie. Uretères. Capsules surrénales.

Forgue. Urèthre et prostate.
Reclus. Organes génitaux de l'homme.
Michaux. Vulve et Vagin.

TOME VIII. 1 fort vol. avec figures dans le texte (Sous Presse).

P. Delbet. Maladies de l'utérus.
Segond. Annexes de l'utérus, ovaires, trompes,

ligaments larges, péritoine pelvien.
Kirmisson. Maladies des membres.

Traité des Maladies de l'Enfance

PUBLIÉ SOUS LA DIRECTION DE MM.

J. GRANCHER ·

PROFESSEUR A LA FACULTÉ DE MÉDECINE DE PARIS
MEMBRE DE L'ACADÉMIE DE MÉDECINE, MÉDECIN DE L'HOPITAL DES ENFANTS-MALADES

J. COMBY
MÉDECIN DE L'HOPITAL DES ENFANTS-MALADES

A.-B. MARFAN
AGRÉGÉ, MÉDECIN DES HOPITAUX

5 forts volumes grand in-8°, avec figures dans le texte. . . . . 90 francs

TOME Ier. — 1 vol. grand in-8° de 816 pages avec figures dans le texte. . . . . 18 fr.
. Préface. — Physiologie et hygiène de l'enfance. — Considérations thérapeutiques sur les maladies de l'enfance. — Maladies infectieuses.

TOME II. — 1 vol. grand in-8° de 818 pages avec figures dans le texte . . . . . 18 fr.
Maladies générales de la nutrition. — Maladies du tube digestif.

TOME III. — 1 vol. grand in-8° de 950 pages avec figures dans le texte. . . . . 20 fr.
Abdomen et annexes. — Maladies de l'appareil circulatoire. — Nez, larynx et annexes.

TOME IV. — 1 vol. grand in-8° de 880 pages avec figures dans le texte . . . . 18 fr.
Maladies des bronches, du poumon, des plèvres. — Maladies du système nerveux.

TOME V. — 1 vol. grand in-8° de 890 pages avec figures dans le texte . . . . . 18 fr.
Organes des sens. — Maladies de la peau. — Maladies du fœtus et du nouveau-né. — Maladies chirurgicales des os, articulations, etc. — Table alphabétique des matières des cinq volumes.

Traité de Thérapeutique Chirurgicale

PAR

Émile FORGUE
Professeur de clinique chirurgicale
à la Faculté de médecine de Montpellier
Membre correspondant
de la Société de chirurgie
Chirurgien en chef de l'hôpital Saint-Éloi
Médecin-major hors cadre

Paul RECLUS
Professeur agrégé
à la Faculté de médecine de Paris
Chirurgien de l'hôpital Laënnec
Secrétaire général
de la Société de chirurgie
Membre de l'Académie de médecine

DEUXIÈME ÉDITION ENTIÈREMENT REFONDUE
AVEC 472 FIGURES DANS LE TEXTE

2 volumes grand in-8° de 2116 pages . . . . 34 fr.

C'est un livre nouveau plutôt qu'une édition nouvelle que viennent de faire paraître MM. FORGUE et RECLUS. Nombreux sont en effet les chapitres inédits dans cet ouvrage, et il n'est pour ainsi dire pas de page où quelque addition n'ait été apportée. Nous retrouvons partout les qualités dominantes qui nous avaient déjà frappé lors de la première édition, c'est-à-dire la clarté de l'exposition, la simplicité du plan, et surtout la sage discussion des interventions chirurgicales. Les auteurs ont en effet comblé une lacune dans la bibliographie chirurgicale en donnant un livre qui soit à la fois une œuvre de médecine opératoire clinique et en même temps un traité des indications, et l'on comprend facilement que le succès d'un pareil travail ait obligé les auteurs à en publier rapidement une deuxième édition. Dans celle-ci on peut se rendre compte en quelque sorte des progrès, des modifications qui sont survenus depuis ces dernières années dans la thérapeutique chirurgicale....

(*Lyon médical*, 13 février 1898.)

DIEULAFOY (G.), professeur de clinique médicale à la Faculté de médecine de Paris, médecin de l'Hôtel-Dieu, membre de l'Académie de médecine.

> *Clinique médicale de l'Hôtel-Dieu* (1896-1897). 1 vol. grand in-8, avec figures dans le texte et 1 planche hors texte. **10 fr.**
>
> *Clinique médicale de l'Hôtel-Dieu* (1897-1898). 1 vol. grand in-8°, avec figures dans le texte . . . . **10 fr.**
>
> *Manuel de Pathologie interne. Dixième édition revue et augmentée.* 4 vol. in-16 diamant avec figures en noir et en couleurs, cartonnés à l'anglaise, tranches rouges . . . . **28 fr.**

WALLER (Augustus), M.D., F.R.S., professeur de physiologie au Saint-Mary's Hospital, à Londres.

> *Éléments de Physiologie humaine,* traduit de l'anglais par le Dr HERZEN, professeur de physiologie à l'Université de Lausanne. 1 vol. in-8, avec 311 figures dans le texte . . . . **14 fr.**

LAVERAN (A.), membre de l'Académie de médecine, membre correspondant de l'Institut de France et de l'Académie de médecine de St-Pétersbourg.

> *Traité du Paludisme.* 1 vol. grand in-8, avec 27 figures dans le texte et 1 planche en couleurs. . . . . **10 fr.**

ZAMBACO-PACHA (D^r), membre associé national de l'Académie de médecine de Paris, membre correspondant de l'Académie de médecine de St-Pétersbourg.

> *Les Lépreux ambulants de Constantinople.* 1 fort vol. in-4° avec 48 planches hors texte en noir et en coul., relié toile. **90 fr.**

PROUST (A.), professeur à la Faculté de médecine de Paris, membre de l'Académie de médecine, médecin de l'Hôtel-Dieu, inspecteur général des services sanitaires.

> *La Défense de l'Europe contre la Peste et la Conférence de Venise de 1897.* 1 vol. in-8°, avec fig. et 1 carte en coul. **9 fr.**

HAYEM (Georges), membre de l'Académie de médecine, professeur à la Faculté de médecine de Paris.

> *Leçons de Thérapeutique : Les médications.* 4 vol. gr. in-8°. **36 fr.**
>
> *Les agents physiques et naturels.* 1 vol. gr. in-8°, avec figures et carte. . . . . **12 fr.**

DUVAL (Mathias), professeur d'histologie à la Faculté de médecine de Paris, membre de l'Académie de médecine.

> *Précis d'Histologie.* 1 fort vol. grand in-8°, avec 408 figures dans le texte. . . . . **18 fr.**

PONCET (A.), professeur de clinique chirurgicale à la Faculté de médecine de Lyon, chirurgien en chef de l'Hôtel-Dieu, et **L. BERARD**, chef de clinique à la Faculté de médecine de Lyon, ancien interne des hôpitaux.

> *Traité clinique de l'actinomycose humaine, des pseudo-actinomycoses et de la botryomycose.* 1 vol. in-8°, avec 45 figures dans le texte et 3 planches hors texte en couleurs. . . . **12 fr.**

Traité de Physiologie, par J.-P. MORAT, professeur
à l'Université de Lyon, et **Maurice DOYON**, professeur agrégé à la
Faculté de médecine de Lyon. 5 vol. gr. in-8° avec nombreuses figures
noires et en couleurs. *En souscription* . . . . 50 fr.

> I. **Fonctions de nutrition** : *Circulation*, par M. DOYON; *Calo-
> rification*, par J.-P. MORAT. 1 vol. grand in-8° avec 173 fig.
> noires et en couleurs . . . . 12 fr.

**Code pratique des honoraires médi-
caux,** *ouvrage indispensable aux médecins, chirurgiens, sages-
femmes, chirurgiens-dentistes, pharmaciens, étudiants,* par le D^r **Ch.
FLOQUET**, médecin en chef du Palais de justice et du Tribunal de
commerce, membre de la Société de médecine légale de France, licencié
en droit, avec une préface de M. le professeur **BROUARDEL**, doyen de
la Faculté de médecine de Paris. 2 vol. in-18 jésus de 746 pages. **10** fr.

**Les défenses naturelles de l'orga-
nisme;** *leçons professées au Collège de France,* par A. **CHAR-
RIN**, professeur remplaçant au Collège de France, directeur du laboratoire de médecine expérimentale (Hautes-Études), ancien vice-prési-
dent de la Société de Biologie, médecin des hôpitaux. 1 volume
in-8° . . . . **6** fr.

**Consultations médicales sur quelques
maladies fréquentes.** *Quatrième édition, revue et
considérablement augmentée,* suivie de quelques principes de Déonto-
logie médicale et précédée de quelques règles pour l'examen des malades, par le Dr **J. GRASSET**, professeur de clinique médicale à l'Université de Montpellier, correspondant de l'Académie de médecine.
1 volume in-16, reliure souple, peau pleine . . . . **4** fr. **50**

**Traité des maladies chirurgicales d'ori-
gine congénitale,** par le Dr **E. KIRMISSON**, professeur
agrégé à la Faculté de médecine, chirurgien de l'Hôpital Trousseau,
membre de la Société de Chirurgie. 1 vol. grand in-8° avec 311 figures
dans le texte et 2 planches en couleurs. . . . . **15** fr.

Traité d'Ophtalmoscopie, par Étienne **ROLLET**,
professeur agrégé à la Faculté de médecine, chirurgien des hôpitaux
de Lyon. 1 vol. in-8° avec 50 photographies en couleurs et 75 figures
dans le texte, cartonné toile, tranches rouges. . . . . **9** fr.

Traité
de Gynécologie Clinique et Opératoire

PAR

le Dr Samuel POZZI

Professeur agrégé à la Faculté de médecine, Chirurgien de l'hôpital Broca,
Membre de l'Académie de médecine

TROISIÈME ÉDITION, REVUE ET AUGMENTÉE

I vol. in-8° de XXII-1270 pages, avec 628 fig. dans le texte. Relié toile. .   30 fr.

Je n'ai pas à faire l'éloge de ce traité qui, traduit en allemand, en anglais, en espagnol, en italien et en russe, a fait connaître la gynécologie française au monde entier. La troisième édition aura tout le succès des deux premières, si rapidement épuisées, parce que, comme ses sœurs aînées, elle a le mérite de contenir et de mettre au point les découvertes les plus récentes, sans rien négliger des acquisitions antérieures de la science gynécologique.

L'ordonnance générale du traité n'est pas changée, mais de nombreuses additions et des figures multiples sont venues l'enrichir. La thérapeutique chirurgicale des opérations pelviennes, en particulier, a été complètement revisée, et M. Pozzi, tout en restant laparotomiste convaincu, reconnaît à l'hystérectomie vaginale la large place qui lui est due.... Au point de vue thérapeutique, je mentionnerai, comme nouvelles, les pages relatives aux différents procédés d'hystéropexie vaginale recommandés ces derniers temps, celles qui sont consacrées au traitement chirurgical du prolapsus et de péri-néorrhaphie dont l'auteur donne un nouveau procédé, enfin, et surtout, un petit chapitre relatif à la chirurgie conservatrice des ovaires (résection, ignipuncture). — L'anatomie pathologique et la bactériologie tiennent une grande place; de nombreuses figures originales inédites viennent très heureusement compléter des descriptions qui seraient un peu ardues à la simple lecture.

E. BONNAIRE. (*Presse médicale*, 2 janvier 1897.)

Précis
d'Obstétrique

PAR MM.

A. RIBEMONT-DESSAIGNES
Agrégé de la Faculté de médecine,
Accoucheur de l'hôpital Beaujon

G. LEPAGE
Professeur agrégé à la Faculté de médecine,
Accoucheur des hôpitaux

Quatrième édition

AVEC 590 FIGURES DANS LE TEXTE DESSINÉES PAR M. RIBEMONT-DESSAIGNES

I vol. grand in-8° de plus de 1300 pages, relié toile. . . . .   30 fr.

Le Précis d'Obstétrique de MM. Ribemont-Dessaignes et Lepage est un bel et bon ouvrage, appelé à rendre de grands services aux praticiens par son plan et son exécution qui sont parfaits. Tenant le milieu entre les Manuels qui tentent les étudiants, mais ne leur apprennent pas grand'chose, et les traités magistraux qu'ils n'ont guère le temps ni les moyens d'aborder, cet ouvrage nous paraît réaliser parfaitement le but des auteurs, d'être un livre d'enseignement proprement dit. Et cet enseignement, c'est, dans ses grandes lignes, celui de M. Tarnier et de M. Pinard.

(*Revue scientifique*.)

Cet ouvrage est appelé à rendre de grands services, non seulement à l'étudiant qui prépare ses examens, mais aussi au praticien, abandonné qu'il est, la plupart du temps, au milieu des multiples difficultés de la clinique, et avec une instruction pratique souvent insuffisante....

... Ce précis est donc le résumé très complet et très clair de l'art des accouchements; il est pratique pour le clinicien et l'étudiant, en même temps qu'intéressant pour le savant, et les auteurs seront récompensés de leur travail considérable par le succès qui les attend.

(*Revue de chirurgie*.)

BIBLIOTHÈQUE
d'Hygiène thérapeutique

DIRIGÉE PAR

Le Professeur PROUST

Membre de l'Académie de médecine, Médecin de l'Hôtel-Dieu,
Inspecteur général des Services sanitaires.

Chaque ouvrage forme un volume in-16, cartonné toile, tranches rouges
et est vendu séparément : **4 fr.**

Chacun des volumes de cette collection n'est consacré qu'à une seule maladie ou à un seul groupe de maladies. Grâce à leur format, ils sont d'un maniement commode. D'un autre côté, en accordant un volume spécial à chacun des grands sujets d'hygiène thérapeutique, il a été facile de donner à leur développement toute l'étendue nécessaire.

L'hygiène thérapeutique s'appuie directement sur la pathogénie; elle doit en être la conclusion logique et naturelle. La genèse des maladies sera donc étudiée tout d'abord. On se préoccupera moins d'être absolument complet que d'être clair. On ne cherchera pas à tracer un historique savant, à faire preuve de brillante érudition, à encombrer le texte de citations bibliographiques. On s'efforcera de n'exposer que les données importantes de pathogénie et d'hygiène thérapeutique et à les mettre en lumière.

VOLUMES PARUS :

L'Hygiène du Goutteux. par le Professeur PROUST et A. MATHIEU, médecin de l'hôpital Andral.

L'Hygiène de l'Obèse, par le Professeur PROUST et A. MATHIEU, médecin de l'hôpital Andral.

L'Hygiène des Asthmatiques, par E. BRISSAUD, professeur agrégé, médecin de l'hôpital Saint-Antoine.

L'Hygiène du Syphilitique, par H. BOURGES, préparateur au laboratoire d'hygiène de la Faculté de médecine.

Hygiène et thérapeutique thermales, par G. DELFAU, ancien interne des hôpitaux de Paris.

Les Cures thermales, par G. DELFAU, ancien interne des hôpitaux de Paris.

L'Hygiène du Neurasthénique, par le Professeur PROUST et G. BALLET, professeur agrégé, médecin des hôpitaux de Paris.

L'Hygiène des Albuminuriques, par le Dr SPRINGER, ancien interne des hôpitaux de Paris, chef du laboratoire de la Faculté de médecine à l'hôpital de la Charité.

L'Hygiène des Tuberculeux, par le Dr CHUQUET, ancien interne des hôpitaux de Paris, médecin consultant à Cannes, avec une préface du Dr DAREMBERG, correspondant de l'Académie de médecine.

Hygiène et thérapeutique des maladies de la bouche, par le Dr CRUET, dentiste des hôpitaux de Paris, avec une préface du Pr LANNELONGUE, membre de l'Institut.

VOLUMES EN PRÉPARATION :

L'Hygiène du Diabétique, par le professeur PROUST et A. MATHIEU, médecin de l'hôpital Andral.

L'Hygiène des Maladies du Cœur, par le Dr VAQUEZ, médecin des hôpitaux de Paris.

L'Hygiène des Maladies de la Peau, par le Dr THIBIERGE, médecin de l'hôpital de la Pitié.

L'Hygiène des Dyspeptiques, par le Dr LINOSSIER.

Traité
d'Anatomie Humaine

PUBLIÉ SOUS LA DIRECTION DE

P. POIRIER   et   **A. CHARPY**

Professeur agrégé à la Faculté de médecine de Paris
Chirurgien des hôpitaux

Professeur d'anatomie à la Faculté de médecine de Toulouse

PAR MM.

A. CHARPY

Professeur d'anatomie à la Faculté de Toulouse

A. NICOLAS

Professeur d'anatomie à la Faculté de Nancy

A. PRENANT

Professeur d'histologie à la Faculté de Nancy

P. POIRIER

Professeur agrégé à la Faculté de médecine de Paris
Chirurgien des hôpitaux

P. JACQUES

Professeur agrégé à la Faculté de Nancy
Chef des travaux anatomiques

RIEFFEL

Chef des travaux anatomiques à la Faculté de médecine de Paris
Chirurgien des hôpitaux

4 volumes grand in-8°. En souscription : 125 fr.

Chaque volume est illustré de nombreuses figures, la plupart tirées en plusieurs couleurs, d'après les dessins originaux de MM. Ed. CUYER et A. LEUBA.

ÉTAT DE LA PUBLICATION (Novembre 1898)

Tome I (Deuxième édition, revue et augmentée). — *Embryologie.* Notions d'embryologie. *Ostéologie.* Considérations générales. Des membres. Squelette du tronc. Squelette de la tête. *Arthrologie.* Développement des articulations. Structure. Articulations des membres. Articulations du tronc. Articulations de la tête.
Un volume grand in-8° avec 807 figures.
20 fr.

Tome II. — 1er Fascicule : *Myologie.* Embryologie. Histologie. Peauciers et aponévroses.
Un volume grand in-8° avec 312 figures.
12 fr.

2e Fascicule : *Angéiologie.* (Cœur et Artères.) Histologie.
Un volume grand in-8° avec 145 figures.
8 fr.

3e Fascicule : *Angéiologie.* Capillaires. Veines.
Un volume grand in-8° avec 75 figures.
6 fr.

Tome III. — 1er Fascicule : *Système nerveux.* Méninges. Moelle. Encéphale. Embryologie. Histologie.

2e Fascicule : *Système nerveux.* Encéphale.
Deux volumes gr. in-8° avec 407 figures.
22 fr.

Tome IV. — 1er Fascicule : *Tube digestif.* Développement. Bouche. Pharynx. Œsophage. Estomac. Intestins.
Un volume grand in-8° avec 158 figures.
12 fr.

2e Fascicule : *Appareil respiratoire.* Larynx. Trachée. Poumons. Plèvre. Thyroïde. Thymus.
Un volume grand in-8° avec 121 figures.
6 fr.

IL RESTE A PUBLIER

Un fasc. du tome II. (*Lymphatiques.*) Un fasc. du tome III. (*Nerfs périphériques. Organes des sens.*) Un fascicule du tome IV. (*Organes génito-urinaires.*)
Ces fascicules seront publiés successivement dans le plus bref délai de façon que l'ouvrage soit complètement terminé en 1899.